健康と生きがいづくりに役立つ笑いの力

Laugh

田久朋寛 著

セルバ出版

はじめに

本書は、「笑いと健康」や「生きがいづくり」について、わかりやすくお伝えする本です。

私は田久（たきゅう）と申します。「大道芸人たっきゅうさん」という通称で、京都を拠点に活動しております。ジャグリングやバルーンアート、マジックなどの大道芸を披露しています。

また、２０１４年からは、「笑いと健康」や「生きがいづくり」をテーマとした講演会も行っています。前半は大道芸、後半はまじめな話を含めた講義という内容の講演会です。全国を訪問し、老人クラブ連合会・寿大学・生涯学習講座などで講演を行ってきました。

私が今まで講演を通じてお話してきた内容を、本書では、より詳しく、よりわかりやすくまとめました。

人生１００年時代とも言われる長寿社会を迎えています。第二の人生をより楽しく充実したものにしたいと願うシニア世代の皆さんが、健康や生きがいについて考えてみるきっかけになるような本を目指して筆を進めました。

本書の前半では、多くの人の関心が高い「笑いと健康」・「介護予防」・「生きがいづくり」などのテーマについて、最新の学術的な知見も交えながら解説しました。他の人につい話したくなるような笑いの雑学もまとめました。

後半では、様々な生きがい活動について取り上げました。体操・運動・音楽・脳トレ・表現活動など、シニア世代に特に人気の高い活動を幅広く紹介します。

シニア世代はもちろんのこと、デイサービスや特別養護老人ホームなどの高齢者施設に勤務する介護職員が、レクリエーションを企画する際にも、役立てていただける内容です。

生活を楽しむための「笑いの実用書」として、本書をご活用ください。

最後に、笑いとストレスケアに関する内容も取り上げました。

先行きの見えない不安な状況が続き、ストレスをいつも以上に感じやすい時代です。笑いの力でストレスを乗り越えていくためのヒントをまとめました。

本書で強調しているのは、共感をベースとした温かい笑いの大切さです。何となく世の中がギスギスしています。今こそ、温かい笑いが必要です。

それでは、まずは笑いが持つ様々な効果から見ていくことにしましょう。

2021年8月

田久　朋寛

健康と生きがいづくりに役立つ笑いの力　目次

第2章　知ると楽しい笑いの雑学

第3章　笑いの力で介護予防

第4章　人生100年時代の生きがいづくり

第5章 シニア世代におすすめの体操&エクササイズ

第6章　心が元気になる音楽&表現活動

第7章　ストレスに負けないための笑いの活用法

あとがき

第1章

笑いがもたらす様々な効果

1　1日何回笑っていますか？　大人ももっと笑おう

笑いが健康によいという話を、様々な場所で耳にするようになりました。笑いの力は、身体への効果だけにとどまりません。第1章では、笑いがもたらす様々な効果について解説します。

1日に何回笑っていますか？

まず、実際に私が講演会で実際に行っている質問からスタートします。自分自身の毎日の暮らしを思い出しながら考えてみてください。

「1日に何回、声を出して笑っていますか？」

すぐに思い出せなかった人も多いかもしれません。笑いは日常にありふれた当たり前のことのように感じますが、普段から意識しないと、笑うことを忘れてしまいがちです。

少し視点を変えて、もう1つ質問をします。当てずっぽうでよいので考えてみてください。

「大人は1日に平均で何回、声に出して笑うでしょうか？」

答えは1日に10回から15回です。もしも「自分はそんなに笑っていない」と思ったら、まずは1日10回を目標にして、日々の暮らしの中に笑いを取り入れることを意識してみてください。

笑いには様々な効果があります。笑いは周りの人にも伝染します。1人ひとりが笑って楽しく過ごす時間が増えれば、街中が明るくなります。

歳を重ねるごとに笑わなくなる傾向に

シニア世代向けの講演会で実際にこのお話をすると、「私は普段1日に10回も笑っていない」というご意見をいただくことが圧倒的に多いです。実は、年齢を重ねるごとに、笑う回数は少なくなる傾向にあります。

子どもはたくさん笑います。一説によると、未就学の子どもは1日に最大で３００回から４００回も声に出して笑うのだそうです。

ところが、年齢を重ねるにつれて、笑うことが恥ずかしいと感じることも増えてきます。また、社会で生きていくために、今は笑うべきではないという状況も学んでいきます。

そのようなことの積み重ねで、年齢とともに、少しずつ笑う回数が減っていきます。

つながりの希薄化も背景に

年齢を重ねるごとに笑う回数が少なくなるもう1つの理由は、つながりの希薄化です。昔に比べて地域の交流が少なくなり、1人暮らしの高齢者も増えました。

図表1を見てください。少し古いデータですが、内閣府の『平成20年版国民生活白書』から引用しました。「あなたは現在、ご自分のことをどの程度幸せだと思いますか?」という質問の回答を、

〔図表１　年齢による幸福度の推移〕

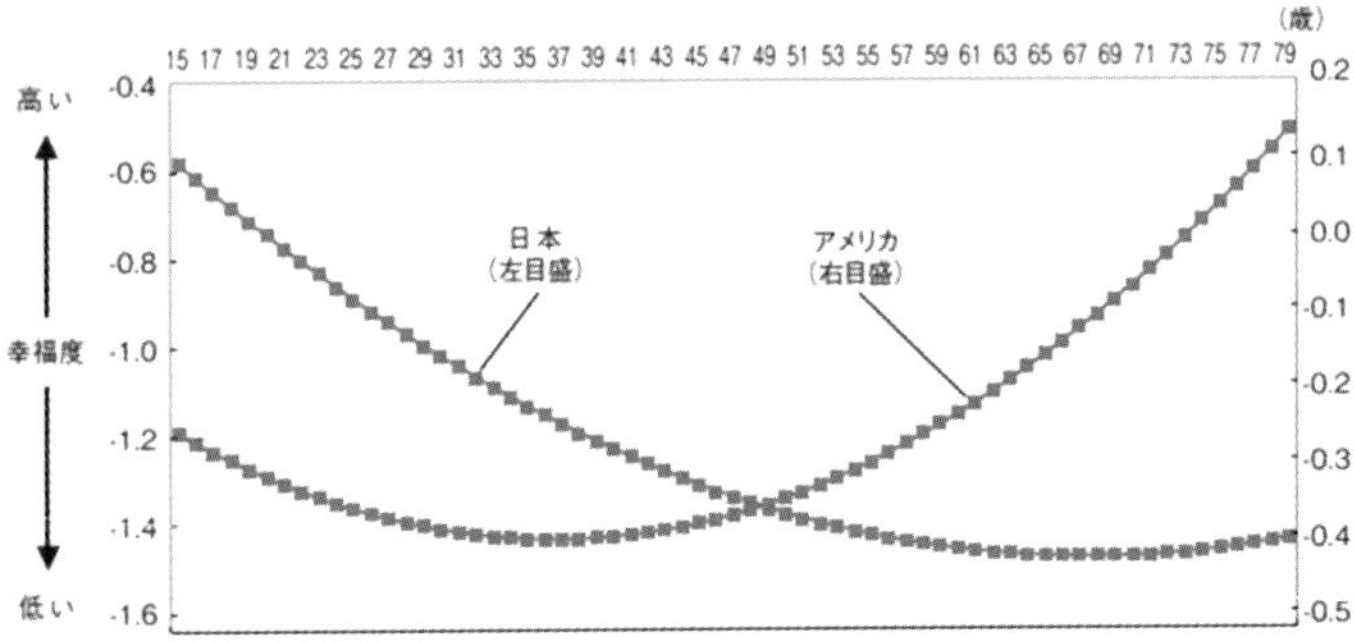

（備考）　日本については、付注第1−3−1掲載の年齢および年齢の二乗の推定結果により作成。アメリカについては、David. G.Blanchflower, Andrew J.Oswald「Well-Being Over Time In Britain and the USA」掲載のTable4（1）の年齢および年齢の二乗の推定結果により作成。

出典：内閣府『平成 20 年度国民生活白書』p.61　第 1-3-5 図

年齢ごとにグラフにしたものです。

右肩上がりになっている方がアメリカです。逆に右肩下がりになっているのが日本です。このグラフから、日本人は歳を取るにつれて幸せを実感しにくくなっていることが読み取れます。

日本のシニア世代が幸せを実感しにくいのだという現実を目の当たりにしてしまうと、なんだか寂しい気持ちになりますよね。その大きな原因となっているのが、つながりの希薄化です。

大人ももっと笑おう

新型コロナウイルス感染拡大の影響が長期化しています。

「ソーシャルディスタンス」という言葉が生まれ、人と人との距離を取ることが求められる時代になってしまいました。飛沫感染を防ぐために、身体の距離感を適度に保つことは大切です。しかし、心の距離まで離れてしまうと、ますます地域のつながりが希薄になってしまいます。

不安の絶えない今だからこそ、もう一度地域のつながりを見直す必要があります。そして、地域のつながりを取り戻すための大きな力となるのが、笑いなのです。

周りの人がみんなで笑って過ごせる時間を増やして、地域を明るくしていきましょう。

2　笑いの3つの主な効果

笑う門には福来る

日本には「笑う門には福来る」ということわざがあります。笑うとよいことがあるのは、昔から何となく知られていました。

笑いの効果を科学的に明らかにする研究も増えてきました。2010年代に入ってからは、特に活発に研究が行われています。

笑いの3つの主な効果

ここからは、これまでに明らかになった笑いの効果を紹介します。笑いには様々な効果がありますが、次の3つの効果に分類することができます。
①身体の調子を整える効果（からだの効果）

〔図表2　笑いの主な3つの効果〕

1．からだの効果（身体面）
・免疫の活性化　　・自律神経のバランスを整える
・鎮痛効果

2．こころの効果（精神面）
・ストレス解消　　・気分転換
・物事の捉え方を変える

3．つながりの効果（人間関係）
・人間関係の潤滑油
・角を立てずに主張を伝える

②精神面の効果（こころの効果）
③人間関係を円滑にする効果（つながりの効果）

1つずつ、順番に見ていきましょう。

①からだの効果

笑うと免疫が活性化するという話は、聞いたことがある人も多いのではないでしょうか？　笑うとナチュラル・キラー細胞（NK細胞）が活性化します。

また、笑うと自律神経の働きが整います。それだけでなく、βエンドルフィンやセロトニンなどの神経伝達物質も分泌されます。βエンドルフィンには鎮痛作用があります。セロトニンは気分の安定と深い関係のある神経伝達物質です。

笑いが身体へもたらす効果については、後ほどさらに詳しく説明します。

②こころの効果

笑うとストレスホルモンの一種であるコルチゾールが減少

します。

また、笑いは、ストレスの原因となる問題を乗り越えるための助けになります。世界の喜劇王チャップリンは、こんな言葉を残しています。

「人生は近くで見ると悲劇だが、遠くから見ると喜劇である」

大きな困難に直面すると、ストレスで打ちのめられそうになります。そのようなときにこそ、笑いが役に立ちます。

笑って気分転換をすると、冷静さを取り戻し、置かれた状況を客観的に見つめなおすことができるようになります。笑いが物事の捉え方そのものを変えるきっかけになることもあります。笑いが問題を乗り越えるための活力になるのです。

ただ、どうしようもなくつらいときには、無理をしてまで笑おうとする必要はありません。しっかり休息を取り、必要なサポートを受けることが大切です。

③つながりの効果

笑いは人間関係の潤滑油です。初対面の人でも、笑顔で会話をしているうちに、すっかり打ち解けてしまいます。

また、生きていくうえで、他の人と意見が対立することもありますが、日頃から冗談を言って笑いあえる関係を築いておけば、角を立てずに自分の考えを伝えることができるようになります。

大切なのは共感のある暖かい笑い

このように、笑いには様々な効果があります。「からだの効果」ばかりを思い浮かべてしまいがちですが、「こころの効果」や「つながりの効果」も大切です。

そして、「こころの効果」や「つながりの効果」を発揮するために必要なのは、共感をベースにした暖かい笑いです。人をあざ笑うような冷たい笑いでは、効果を発揮することができません。共感をベースにした暖かい笑いを増やし、明るく楽しい地域をみんなでつくっていきましょう。

3　笑いが身体の働きを整える

先ほどのパートでは、笑いの３つの効果を取り上げましたが、このパートでは、「からだの効果」について、さらに詳しく解説します。

笑うと免疫が活性化する

「笑いと健康」と言えば、真っ先に思いつくのが、笑いが免疫を活性化するというお話です。

そもそも免疫とは、身体を外敵から守り、病気に容易にはかかりにくくする仕組みのことです。

笑うとナチュラル・キラー細胞（ＮＫ細胞）が活性化します。ＮＫ細胞はリンパ球の一種で、ウイルスの感染を受けた細胞やガン化した細胞を直接攻撃する働きがあります。

ＮＫ細胞が活性化することを実際に確かめる実験が、大阪のなんばグランド花月で行われたこともあります。

笑うと自律神経のバランスが整う

自律神経の働きを整えるのにも笑いが役立ちます。自律神経は、内臓の働きを調整する役割を持つ神経です。その名の通り、人間の意識とは関係なく、自律して働きます。

自律神経には、交感神経と副交感神経があります。交感神経は、緊張したときや興奮したときに働きます。副交感神経は、休息しているときやリラックスしているときに働きます。ストレスにさらされ、交感神経が優位な状態が長期間続くと、様々な体調不良が生じることがあります。

さて、笑いと自律神経の関係に話を戻しましょう。笑い始めの瞬間には、交感神経が優位になりますが、その直後から副交感神経が優位になります。したがって、笑うとリラックスする効果があります。ストレス過多の現代人にとって、笑って気分転換するのは、とても理にかなった方法です。

笑うと一時的に痛みが和らぐ

楽しいことをして大笑いしていたら、いつの間にか痛みを忘れてしまったという経験をしたことはないでしょうか？

笑うとβエンドルフィンという物質が放出されます。この物質が痛みに関係があるのではないか

〔図表3　笑いが身体に与える変化〕

1．免疫の活性化

・笑うとナチュラル・キラー細胞（NK細胞）が活性化
・NK細胞は、ウイルスに感染した細胞やガン化した細胞を攻撃

2．自律神経のバランスを整える

・笑い始めは交感神経が優位になり、その後副交感神経が優位に
・副交感神経は、リラックスしている時に働く

3．痛みを感じにくくする

・笑うとβエンドルフィンが放出
・βエンドルフィンには鎮痛効果がある

と考えられています。

βエンドルフィンは、脳内の神経伝達物質の一種です。神経細胞の先端には、シナプスがあります。シナプスと次の細胞の間にあるわずかなすき間に、神経伝達物質と呼ばれる化学物質を放出することで、次の細胞に情報を伝達します。βエンドルフィンには強い鎮痛作用があり、「脳内モルヒネ」という別名もあります。

また、βエンドルフィン以外にも、ドーパミンやセロトニンなどの神経伝達物質が、笑うと放出されます。ドーパミンはやる気や快い感情と関連が深く、セロトニンは気分の安定と関連が深い神経伝達物質です。

ここまで、笑いの身体への効果を見てきましたが、笑ってさえいれば病気が治癒する訳ではありません。適切な医療的ケアが一番大切です。ただ、笑いが健康面で何らかのよい影響を与える可能性は十分にあります。笑いは時として人生の助けになるに違いありません。

人生の助けになるという観点では、身体への働きと同様に、

笑いの持つ「こころの効果」が大切だと私は考えています。次のパートでは、「こころの効果」の1つである「物事の捉え方を変える力」ついて取り上げます。

4　笑いが物事の見方を変える

視点を変えると突破口が見つかる

人生では、荒波のような大きな困難に直面することもありますが、視点を変えて物事を捉え直すと、思わぬ突破口が見つかることがあります。

とは言っても、困難を目の前にすると、不安やストレスに押しつぶされそうになり、視野も狭くなってしまいがちです。そんなときにも、笑いが役立つことがあります。

笑いが視点を変えるのに役立つ

当たり前だと思っている常識や予測から「ズレ」が生じたときに、人は笑います。つまり、笑いを生み出すには、普通の人とはズレた視点が必要です。

笑いが大好きで、日頃から物事を人と違う視点で見ることが習慣になっていると、大きな困難ですら、様々な視点で捉えることができるようになります。実際に、よくユーモアを用いる人は、ストレス耐性が高い傾向にあるというデータも存在します。

大喜利名人に学ぶ

大喜利の名人から、視点を変えるヒントを学ぶことができます。テレビ番組でも大喜利は大人気です。プロの芸人の中には、面白い回答を次々と生み出す大喜利の名人がいます。ユニークな切り口の回答をよく思いつくなあと、ついつい感心してしまいます。

そんなプロの大喜利名人も、天性の素質だけでは、面白い回答を次々と生み出すことはできません。日頃から、日常生活のありとあらゆるものを、人と違う視点で捉える訓練をしているからこそ、テレビの本番でも人と違う面白い回答を生み出せます。

テレビでよく見かける大喜利の名人は、エピソードトークも面白い人ばかりです。エピソードの中には、できれば経験したくないようなひどい失敗談や苦労話も多いですが、それすら笑いに変えてしまいます。普段から視点を変えて物事を捉え直すことができるので、困難でさえも笑いに変えることができるのです。

シルバー川柳・サラリーマン川柳は日本の知恵

笑いを生み出すのは、ごく一部の才能がある人に許された特権で、自分には関係ないと思うかもしれませんが、決してそんなことはありません。ほんの少しの練習で、誰でもできるようになります。

シルバー川柳やサラリーマン川柳を思い出してください。日常の悲哀をユーモラスに楽しく表現した傑作がいくつも生まれています。思わず笑ってしまうものもたくさんあります。

シルバー川柳やサラリーマン川柳の作者は、プロの芸人ではない、普通の人ばかりです。日本は古くから笑いを取り入れた表現の文化が発展してきた国です。シルバー川柳やサラリーマン川柳にこそ、笑いの力でストレスを乗り越えるためのヒントが詰まっています。

5　笑いが心をオープンにする

人間関係を深める鍵は「返報性」

笑いがあれば人間関係が円滑になります。笑いがなくギスギスした関係よりも、みんなで冗談を言いながら笑いあえる関係のほうが、居心地がいいですよね。

ただ、特に初対面の人と話すときは、どうしても緊張してしまいがちです。何を話してよいかわからず、ますますぎこちなくなってしまったという苦い経験をしたことがある人も多いのではないでしょうか？

お互いに心を開いてすぐに打ち解けたいと思ったときにも、笑いが役に立ちます。

なぜ笑いが役に立つのか説明する前に、知っておくと役に立つ心理学の用語を紹介します。「返報性」という心理学用語です。

なんだかとても難しそうな感じがしますが、簡単に言うと、自分が相手に何かをしたら、相手も自分に同じことをしたくなるという心の性質のことです。

相手の心を開くには、まず自分が心を開く

返報性の中でも特に大事なのが、「自己開示の返報性」です。漢字だけを見ると、すごく難解なイメージがありますが、決して難しいことではありません。

「自分が相手に対して心を開けば、相手も自分に対して心を開きたくなる」という心の性質のことです。

この法則には、とても大事なポイントがあります。それは、「相手に心を開いてもらいたいと思ったら、まず自分から心を開いてみるのが大事」だということです。

相手が心を開いてくれないと、つい自分も身構えてしまいます。それではいつまでたっても仲が深まりません。思い切って、自分から心を開いてみましょう。

と言っても、決して難しいことではありません。くすっと笑える自分の失敗談を話すだけで効果があります。

それがきっかけで会話がはずめば、お互いに心を開けるようになります。

お笑い系マジシャンが人気の理由

さて、お互いの心を開くのに笑いが役立つ理由も、自己開示の返報性で説明することができます。

突然ですが質問です。

「あなたが好きなマジシャンを1人思い浮かべてください」

マギー史郎さん・マギー審司さん・ナポレオンズさんなどのお笑い系マジシャンを思い浮かべた人が多いと思います。

日本のマジックはレベルが高く、驚くようなイリュージョンマジックで世界的に活躍している人もいます。それにもかかわらず、お茶の間ではお笑い系のマジシャンが人気です。

マジシャンではないお客さんは、マジックを目の前にすると、絶対騙されないぞと身構えてしまいがちです。でも、それではマジックを心から楽しむことはできません。

お笑い系のマジシャンは、最初に失敗したりインチキをばらしたりして、笑いを取ります。笑いを通じて、

「私はあなたに楽しんでほしいです。マジックを見せつけようとは思っていません」

という、心を開くメッセージを暗に送っています。

そのようなメッセージを受け取るとお客さんも心を開き、安心してマジックを楽しめるようになります。この流れこそが、自己開示の返報性です。

お互いの心を開くヒントは、お笑い系マジシャンから学ぶことができるのです。

仏教の教えにもある笑顔の知恵

仏教の教えの中に「無財の七施」があります。お金やものがなくても周りの人に喜びを与えるた

めの7つの方法を説く教えです。「和顔世」はその中の1つで、人にやさしい笑顔で接することの大切さを説いたものです。

常に周囲の人に笑顔で接していると、みんなが笑顔で過ごせる時間が増えていきます。共感にあふれた暖かい笑顔を心がけることは、日本で昔から大切にしてきた知恵だと言えるでしょう。

6　笑いで難病を克服した世界的ジャーナリスト

笑いの研究の始まりは、日本にも縁の深い世界的ジャーナリストの闘病体験

笑いが健康へ与える効果に注目するきっかけとなったのは、アメリカ人ジャーナリストであるノーマン・カズンズ氏の闘病体験です。

カズンズ氏は「サタデーナイトレビュー」の編集者として活躍した世界的ジャーナリストです。

また、原爆投下に反対の姿勢を貫いたことでも有名です。

広島の原爆被害でケロイドになった女性が渡米して手術を受けられるように尽力するなど、日本にも縁の深い人物です。広島の平和記念公園には、彼の功績を称える記念碑もあります。

500人に1人しか助からないと宣告される

民間外交でソ連を訪問した1964年に、カズンズ氏の身体に異変が起きました。全身が痛み出

し発熱し、手足が動かなくなり、全身が硬直するという状態になってしまいました。

病院での診断結果は、「硬直性脊髄炎」という自己免疫疾患でした。医師からは５００人に１人しか治らない難病であり、全快の可能性が極めて低いと宣告を受けてしまいました。

きっかけはストレス研究の権威の言葉

もし私がこのような宣告を受けたら、落ち込んでしばらく立ち直れなくなってしまいそうです。

しかし、カズンズ氏は違いました。自分の運命を医師だけに任せてよいのだろうかと考えるようになり、自ら病気について調べるようになりました。

ある日、ストレス研究の世界的権威であるハンス・セリエ氏の言葉を思い出しました。

「ネガティブな感情は、人体の抵抗力を弱める」

この言葉を思い出した後に、カズンズ氏は、発想を転換して、このように考えます。

「ネガティブな感情が悪いならば、逆にポジティブな感情は体によいのではないか？」

そして、ポジティブな感情を増やすために、笑いを取り入れることを決意するのでした。

笑いを取り入れた結果

まず病室に映写機を持ち込み、喜劇映画やお笑い番組を毎日見たり、ユーモア本を読んだりして過ごしました。すると、10分間笑うと痛みが治まり、２時間ぐっすり眠れるようになりました。また、炎症の指標となる検査の数値が日に日に改善していきました。

発症から8か月で普通の人と同じように体を動かせるようになり、その後ジャーナリストの仕事に復帰することができました。

実際には、笑いを取り入れるだけでなく、ビタミンCの大量摂取も同時に行ったため、笑いが回復の唯一の決め手であったと言い切ることはできません。

しかし、笑いによって生きる意欲が高まり、困難を乗り越える活力を得たのは間違いありません。

精神神経免疫学の誕生

1976年には、自らの闘病体験をまとめた論文を「ニューイングランド・ジャーナル・オブ・メディスン」という雑誌に掲載しました。この雑誌は、21世紀に入った今でもなお、世界で最も権威のある医学雑誌の1つです。

当時は、医師以外の著者による論文が掲載されることは極めて異例で、まさに快挙と呼ぶにふさわしい出来事でした。

その後、カズンズ氏はカリフォルニア大学ロサンゼルス校に召喚され、心の状態と免疫の関係についての研究を精力的に行いました。

この研究は「精神神経免疫学」という1分野に発展しました。笑いと健康に関する研究の礎となっています。

7　世界中に広がるケアリングクラウン

ケアリングクラウンとは

笑いと健康と言えば、病院で子どもたちと遊ぶピエロを思い浮かべた人が多いのではないでしょうか？

実は、道化師のことをピエロと総称するのは日本独特の表現です。道化師全般のことを「クラウン」と呼ぶのが一般的です。

ピエロはクラウンの一種で、笑いの裏に悲しみを秘めた役割だと言われています。

そんなクラウンの中でも、病院や高齢者施設、災害被災地などを訪問するクラウンのことを「ケアリングクラウン」と呼びます。ケアリングクラウンの活動は世界中に広がっています。

道化師のプログラムを提供する団体によって、「クラウンドクター」・「ホスピタルクラウン」・「クリニクラウン」などの名称が使用される場合もあります。それらを総称してケアリングクラウンと呼ぶのが一般的です。

映画にもなったパッチ・アダムス

ケアリングクラウンのパイオニアとも言えるのが、ハンター・アダムス氏です。

「パッチ・アダムス」という通称のほうが有名です。1998年には「パッチ・アダムス」という映画も公開されました。アダムス氏は、ボランティア団を結成し、海外の孤児院や病院、戦争避難所を訪問し、多くの人を励ます活動をしています。クラウンの格好をして、多くの人に笑いを届けています。海外訪問をする際には、移動の飛行機の中でもクラウンの格好をしているそうで、お茶目な一面を持った人物です。

彼のモットーは、笑い・ユーモア・芸術・楽しみを治療に取り入れることです。彼が理想とする病院を建設するため、世界中を飛び回り、資金集めのための講演を行っています。

1985年には、クラウンとして旧ソ連を訪問しました。そのときに、人の心の壁を取り払うのにクラウンがとても役に立つことに気づきました。それ以降、クラウンとしての活動を続けています。

兄弟の入院がきっかけで生まれた「クラウンドクター」

ケアリングクラウンの活動を組織的に展開するきっかけになったのが、「ビッグ・アップル・サーカス」による病院訪問専門のクラウン養成プログラムです。

ビッグ・アップル・サーカスはニューヨークを拠点とするサーカス団です。そこに所属するクラウンであるマイケル・クリステンセン氏が、プログラムの中心的役割を果たしました。

マイケル・クリステンセン氏の兄弟が、闘病のため入院することになりました。お見舞いで病院を訪問したことをきっかけに、病気で苦しむ人にこそ笑いが必要だと考えるようになりました。

そして、１９８６年に、病院訪問を専門とする「クラウンドクター」の養成プログラムを開始しました。クラウンドクターとは、ビッグ・アップル・サーカスが養成したケアリングクラウンのことです。ケアリングクラウンの活動は世界に広がっています。１９９２年にはオランダでクリニクラウン財団が設立されました。今では世界中にケアリングクラウンの団体があります。

日本でも複数の団体がケアリングクラウンの活動を行っています。

高齢者福祉にも広がりつつあるケアリングクラウン

ケアリングクラウンは子ども向けの活動のイメージがとても強いですが、海外ではシニア世代を対象とした活動も広がっています。

ケアリングクラウンの活動を通じて、高齢者施設の入居者や家族の気分の改善に効果があることが明らかになりつつあります。日本では、クラウンの文化のなじみが薄いため、高齢者施設を対象とした活動はまだ少ないですが、これから徐々に増えていくことでしょう。

8　小児医療に広がるアートの活動

アーティストが小児病棟を訪問

ケアリングクラウンだけでなく、プロのアーティストが小児病棟を訪問する活動も、全国に広がっています。

特定非営利活動法人スマイリングホスピタルジャパン（以下ＳＨＪと表記）は、小児病棟を定期的に継続して訪問し、芸術活動や学習活動を提供し、豊かな時間と喜びを共有することを理念とした団体です。ＳＨＪの活動は北海道から沖縄まで14の都道府県に広がり、最近では在宅の子どもを対象とした活動も行っています。

多彩な顔ぶれのアーティスト

私もＳＨＪのメンバーとして活動しています。京都・大阪・兵庫・愛知・神奈川の病院を訪問し、大道芸を披露してきました。私以外にも、全国の大道芸人が地元の病院を訪問しています。私のFacebookを見て、ＳＨＪに参加してくれた人も何人かいます。

大道芸人以外にも、多彩な顔ぶれのアーティストが参加しています。関西だけでも、マジシャン・音楽療法士・バイオリンやパーカッションの奏者・絵本の読み聞かせ・理科実験ショーなど、幅広いジャンルの活動を行っています。

少し変わった内容だと、フリースタイルバスケットボールのパフォーマンスや、アサラト（西アフリカの民族楽器）の奏者もいます。普段滅多に見ることのないパフォーマンスに、子どもも大人も目が釘付けです。私はスタッフとして他の人に付き添うこともありますが、若くてイケメンのパフォーマーだと、お母さんのリアクションが私の大道芸のときと全然違います。私がそれを遠目で見ながら「むむぅ」と思っているのは内緒です。

子どもたちも一緒に参加する活動

ＳＨＪの活動の大きな特徴は、子どもたちも一緒に参加することです。

私が大道芸を披露するときには、子どもたちに簡単なマジックに一緒に挑戦してもらっています。楽器を一緒に演奏したり、作品を一緒につくったりしながら、一方通行ではない活動を心がけています。

ただ、参加するのも参加しないのも子どもたちの自由です。決して強制することはなく、無理のない範囲で楽しんでもらいたいと思っています。

子供の成長には遊びが欠かせません。遊びを通じて、「自己効力感」が育まれます。自己効力感とは、課題や困難があったときに、「自分なら乗り越えられる」と自信を持てる感覚のことです。

病院は治療が最優先の場所です。最近では遊びの大切さに関する理解も進み、保育士やホスピタルプレイスペシャリストを配置する病棟も増えてきましたが、遊びのための資源やスタッフを十分に割けない病院が多いのが現状です。アーティストの活動は、その役割の一端を担っています。

大人もほっとできる時間

アーティストの活動は、子どもたちだけでなく、大人も楽しめる時間です。大道芸を終えた後に、

〔図表４　病院内でピコピコハンマーのジャグリングをしている様子〕

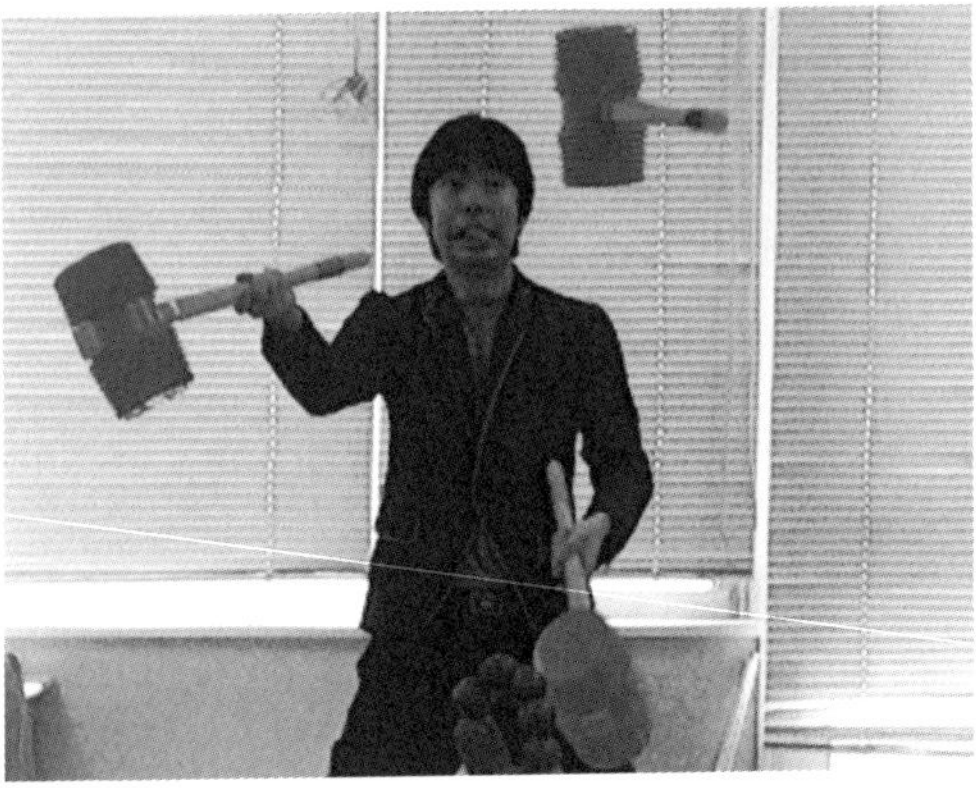

プライバシーの都合で、子ども達の表情を写すことができませんが
この日は大ウケでした。

保護者から、「こんなに笑ったのは久しぶりだった」と声をかけてもらうことがあります。

入院生活は、保護者にとっても緊張が続く時間です。子どもたちの笑顔は、周囲の大人も和ませる力があります。

時には、医師や看護師も巻き込むこともあります。本人はもしかしたら迷惑だと思っているかもしれませんが、そこで見せる意外な一面が、子どもや保護者との信頼関係を築くきっかけになることもあります。普段怖そうな先生が、実は意外とお茶目だったりすると、一気に親しみやすくなりますよね。

私が訪問している関西の病院では、毎年恒例のクリスマス会があります。そこで大道芸を披露するときには、すぐそばで司会をしている看護師長がたいてい巻き添えになります。マジックかジャグリングに参加してもらうのですが、いつも大爆

〔図表５　コロナ禍でのSHJの活動〕

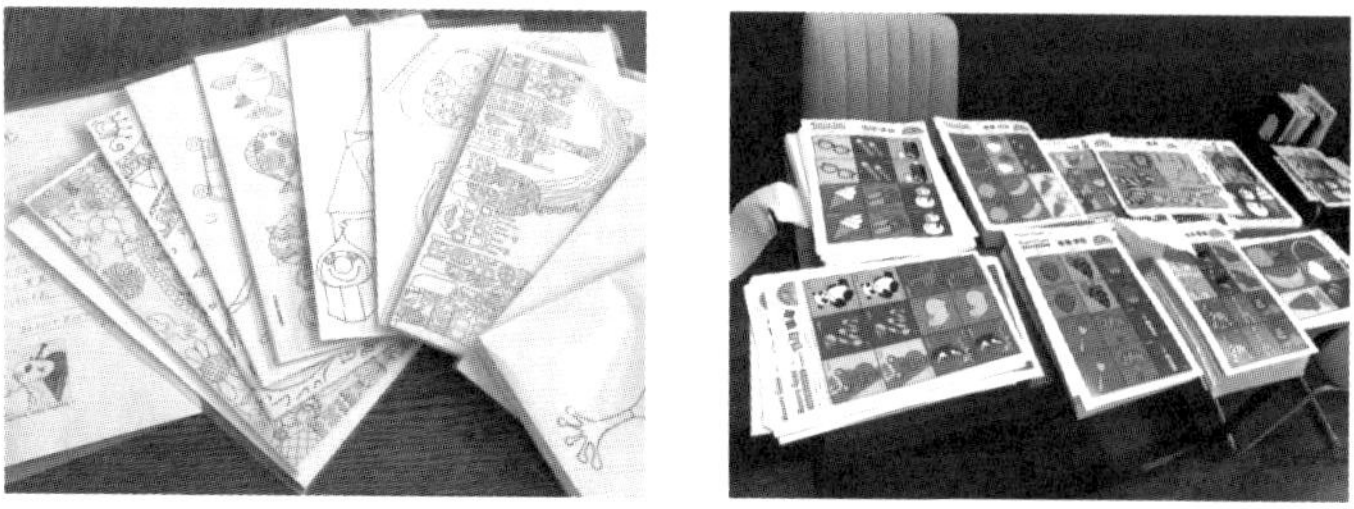

新型コロナウイルスの影響で、小児病棟を訪問する活動が停止中です。
SHJでは、塗り絵やステッカーづくり、動画配信など、
病棟を訪問しなくてもできる活動を行っています。

笑で大盛り上がりです。

病棟の看護師の中で一番偉い人の、とても人間臭い一面を見ることができるからこそ面白いのです。まさに、笑いは人間関係の潤滑油なのです。

新型コロナウイルスの感染拡大の影響で、病棟を訪問する活動ができなくなってしまいました。現在は、塗り絵やステッカーづくりのキットを病棟に届けたり、動画を配信したりする活動を行っています。病棟訪問を再開できる日が早く来てくれることを願っています。

9　笑いを増やす３つの方法

笑いを増やすためにすぐにできる3つの方法

ここまで、笑いの持つ様々な効果や、その効果を活かした活動について解説してきました。

ところで、私たちの普段の生活の中で笑いを増やすには、どのようなことを心がけたらよいのでしょうか？　今すぐ

始められる3つの方法があります。

①会話を楽しむ
②趣味や好きなことに挑戦する
③たまにオシャレやおめかしをしてみる

少し意外に思った人もいるかもしれません。

私たちにとって大切なのは、共感をベースにした暖かい笑いです。難しいことをする必要はなく、家族や地域の人との交流を通じて自然と育むことができます。

ここからは、3つの方法について、さらに詳しくお話しします。

①会話を楽しむ

親しい人や気の合う人と会話をすると、自然と笑いが増えます。

新型コロナウイルス感染症の影響が長期化し、外出を控えて1人で過ごす時間が長くなりました。それに伴い、人と会う機会が減ってしまいがちです。SNSなどのツールも活用しながら、コミュニケーションの機会をなるべく減らさないようにしましょう。

ソーシャルディスタンスというかけ声とともに、人と人との距離を取ることが求められる時代になってしまいましたが、それはあくまで身体的な距離のことです。心の距離まで遠く離れてしまわないようにしたいものです。

②趣味や好きなことに挑戦する

人と話すことが苦手な人も決して少なくありません。趣味や好きなことに挑戦してみるのもおすすめです。

趣味サークルや地域の集いに参加すれば、自然と交流の時間が増えます。特に積極的に会話をすることはなくても、共通の趣味を分かち合える仲間がそばにいるだけで、暖かい笑いを増やすことができます。

③たまにオシャレやおめかしをしてみる

オシャレやおめかしと笑いに何の関係があるのか不思議に思った人も多いに違いありません。年齢を重ねるにつれて、外出がおっくうに感じることが増えてきます。自宅にこもりがちになると、気分も下がり気味になり、ますます外出するのがおっくうになります。

そんなときには、たまにオシャレやおめかしをしてみるのがおすすめです。外に出かけるつもりで外見を整えると、気持ちも明るくなり、人と会いたい気持ちが高まります。そして、人と会う時間が長くなれば、自然と会話が増え、笑いが増えていくことにもつながるのです。

高齢者施設で大人気のメイクセラピー

オシャレやおめかしの力は、特別養護老人ホームなどの高齢者施設で実際に取り入れられていま

〔図表6　笑いを増やすための3つの方法〕

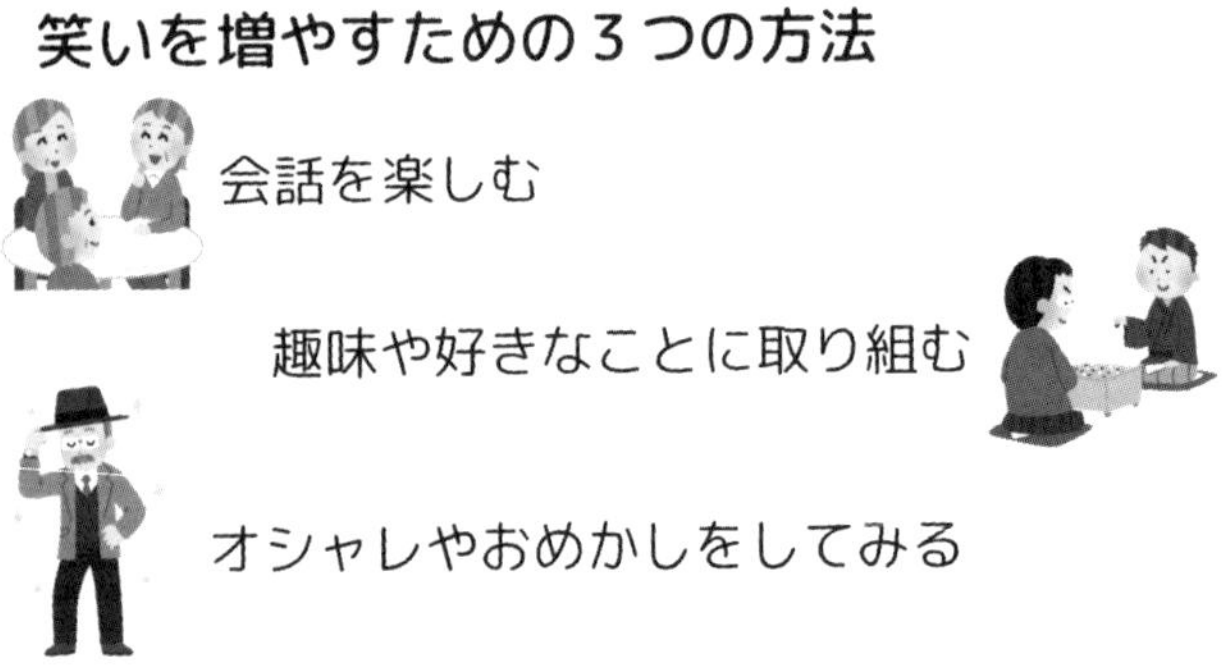
笑いを増やすための3つの方法
会話を楽しむ
趣味や好きなことに取り組む
オシャレやおめかしをしてみる

す。特に女性の間で「メイクセラピー」と呼ばれる化粧の時間が大人気です。今まで表情が乏しかった人でも、化粧をしてもらった後に、とびっきりの笑顔を見せてくれることがあります。ボランティアの理容師・美容師が高齢者施設に出張して髪型を整えてくれるサービスも人気があります。

オシャレやおめかしには、思った以上に気持ちを明るくする力があります。

ここまで、笑いを増やすための方法を説明してきましたが、すべての方法を取り入れようと無理をする必要はありません。

自分が心地よく過ごせるやり方を無理のない範囲で実践するのが一番です。

第3章以降では、笑いが増えることにつながる様々な趣味活動・生きがい活動を紹介します。もし興味がある内容があれば、1つだけでもよいので、ぜひチャレンジしてみてください。

第2章

知ると楽しい笑いの雑学

第2章では、笑いに関する雑学を取り上げます。
思わず「へぇー」と言ってしまうものから、
クスっと笑えるものまで、様々な内容を紹介します。

1　実はたくさんある笑いのことわざ・慣用句

笑いが主題のことわざ・慣用句

最初に取り上げるのは、笑いが主題のことわざ・慣用句です。

日々の暮らしと笑いは切っても切れない関係です。また、怒ったり泣いたりするのとは異なり、笑いは一口で捉えることができない複雑な現象です。それだけに、笑いを主題としたことわざ・慣用句も数多くあるのですが、意外と知られていないものが多いです。

そこで、このパートでは、笑いにまつわることわざ・慣用句をいくつか紹介します。

笑いのよい面を表すことわざ・慣用句

笑いは、楽しく幸せな気持ちをもたらします。笑いのよい面を表すことわざ・慣用句には、次のようなものがあります。

◎笑う門には福来る

いつも笑っている人の元には幸運が訪れるという意味です。笑いを主題としたものの中では最もよく知られていることわざの1つです。

◎笑いは人の薬

適度の笑いは心身によい効果があるという意味です。まさに本書のテーマそのものと言ってもよいでしょう。

◎笑う顔に矢立たず

笑顔で接する人を目の前にすると、憎しみも自然と消えていくという意味です。

◎泣いて暮らすも一生、笑って暮らすも一生

悲しみながら暮らすのも楽しみながら暮らすのも同じ一生ならば、笑って楽しく暮らすほうがよいという意味です。

笑いの悪い面を表すことわざ・慣用句

人間の笑いにはネガティブな側面もあります。笑いの悪い面を表すことわざ・慣用句には、次のようなものがあります。

◎笑い事ではない

他の人からは大した問題ではないように見えても、本人にとっては深刻な問題であることを表す慣用句です。

◎目糞鼻糞を笑う

自分のことを棚に上げて他人のことをあざ笑うことを意味する言葉です。目糞が鼻糞を汚いと批判することをたとえたものです。「猿の尻笑い」も同じような意味です。

◎夏の虫氷を笑う

見識の狭い人がいばった態度を取ることを表す言葉です。夏の間だけ生きている虫は、氷の存在をそもそも知らないために、氷の話を聞いたときに笑ってしまうことを表しています。「井の中の蛙大海を知らず」も同じような意味です。

◎言い出しこき出し笑い出し

噂話や悪い話は、最初に言い出した人が犯人であることが多いという意味です。最初におならが臭いといった人や、笑い始めた人が、おならをした犯人であることをたとえたものです。

◎最後に笑うものが最もよく笑う

イギリスのことわざです。よい意味のことわざに見えるのですが、初めのうちに笑っていても、その後どうなるかわからないから、最後まで油断してはいけないという教訓を示す内容です。

笑いには二面性がある

他にも笑いにまつわることわざ・慣用句はたくさんあります。ここで注目したいのは、笑いの悪い面に焦点を当てたものも多いことです。笑いは人を愉快な気持ちにします。その一方で、人をあざ笑う・悪いことを隠すために笑みを浮かるなど、笑いにはネガティブな一面もあります。

いくら健康によいからと言って、何でもかんでも笑っていればよいというわけではありません。使い方を間違えると、他の人や自分自身を傷つけてしまうこともあるのです。せっかく笑うなら、共感をベースにした暖かい笑いのほうがずっとよいことが、改めてよくわかりますね。

２　偽りの笑いを見抜く方法

本当の笑いの特徴

ことわざや慣用句からも何となくわかるように、人間の笑いには、本当に楽しくて出る笑いと、本心は別のところにある笑いがあります。本書では、心から楽しんでいる笑いを「本当の笑い」、本心が別にある笑いを「偽りの笑い」と表現することにしましょう。

さて、目の前で笑っている人の本心を見分ける方法はあるのでしょうか？「本当の笑い」には、次の２つの特徴があります。

①ほほの筋肉（大頬骨）と目の周りの筋肉（眼輪筋）が同時に動く
②表情が左右対称である

この特徴を知っていると、「本当の笑い」と「偽りの笑い」の見分けがつくようになります。

「目が笑っていない」が示すサイン

心から笑っているときに動く眼輪筋は、目尻にしわをつくる働きがあります。「あの人は目が笑っていない」とか「目は口ほどに物を言う」と言いますが、核心を突いた表現です。本心で笑っているか気になったときは、目尻をチェックしてみてください。

本当の笑いは左右対称

「本当の笑い」は、左右の筋肉が同じように動くという特徴もあります。逆に、心から笑っていないときは、左右どちらかの筋肉がほとんど動いていません。

テレビドラマの悪役が、不敵な笑みを浮かべる表情を想像してください。左右どちらか片方の口元だけが上がっている表情が思い浮かびませんでしたか？　笑っている最中に口元が片方しか動いていない場合には、本心は別のところにあるのかもしれません。

このように、「本当の笑い」と「偽りの笑い」には違いがあるのですが、あまり気にし過ぎてもよくありません。人間の顔の骨格は、元々きれいに左右対称ではありませんから、パッと見ただけでは見分けがつかないこともあります。相手の表情に気を取られるあまり、自分の目がまったく笑ってなかったなんてことにならないように、くれぐれもご注意ください。

3　笑いが伝染する理由

感情が伝染するのはミラーニューロンの働き

笑顔の人の周りには笑顔の人が集まるとよく言いますが、実際に、笑いは人から人へ伝染します。

これは、ミラーニューロンの働きによるものです。

ミラーニューロンには、「物まね細胞」という別名があります。他の人の感情や表情を、あたかも自分のものであるかのように感じる働きをするのが、ミラーニューロンです。

人の笑顔を見ると、つい自分も笑顔になってしまう性質を、人は備えているのです。

テレビ番組に笑い声が足される理由

お笑い番組やバラエティ番組を見ると、明らかに笑い声を後から足しているものがあります。これも、笑いが伝染する性質を利用したものです。

多くの人が同じ場所に集まる劇場とは異なり、テレビ番組は1人で見る機会が多いです。周りに誰もいないと、面白くても笑ってよいのか戸惑ってしまいます。

そんなときに笑い声が聞こえると、伝染効果の力で笑いやすくなります。笑い声を後から足すとわざとらしいという批判もありますが、より多くの人が気軽に笑えるための工夫であるとも言えます。

笑いの伝染力を上手に活用しよう

笑いの伝染力は、多くの人の前で話をするときに役立ちます。会議を仕切る・レクリエーションや体操の進行役になる・芸や特技を披露するなど、大人数の前で自信をもって話さなければいけない場面があります。失敗したらどうしようと考えると、とたんに緊張してしまいます。そのようなときにこそ、笑いの伝染力を上手に活かしましょう。会場には、自分の話を笑顔で聞いてくれる人や、よく笑う人が必ずいます。会場全体をよく見渡し、そのような人を見つけてください。そして、その人の心をつかむことを意識してください。たった1人でも笑顔になってくれれば、笑顔が伝染して、いつの間にか会場全体が笑顔になっていることでしょう。

4　表情と感情の不思議な関係

笑うと楽しくなる

みなさんはこんな格言を聞いたことはありませんか？

「楽しいから笑うのではない。笑うから楽しいのだ」

実は、表情を変えると感情が切り替わるという不思議な性質が、人間には備わっています。この性質のことを「表情フィードバック」と言います。

ですから、笑うと楽しくなるというのは、本当のことなのです。

つくり笑いをしながらマンガを読むと…

海外では、つくり笑いの効果を確かめる実験も行われています。

前歯でペンを軽く噛むと、口角が上がり、つくり笑いをしているのと同じような表情になります。この表情でマンガを読むと、普通の表情でマンガを読むときよりも面白く感じる人の割合が高いことがわかりました。前歯でペンを噛みながら本を読んでいる姿を想像するだけでも面白いですよね。

芸人や舞台俳優も実践

つくり笑いの効果は、芸人や舞台俳優も取り入れています。

大きな本番を前にすると、ベテランでも緊張します。緊張すると表情が硬くなってしまい、よい演技ができません。そこで、本番前に頬の筋肉や表情筋を大きく動かすトレーニングを行います。

遠くから見ると、無理に笑っていたり、変な顔をしていたりするように見えて、なんだかふざけているようにすら見えます。しかし、その効果は抜群です。表情筋がほぐれてくると、心の緊張もほぐれてきて、本番が楽しみな気持ちに変化していきます。私もパフォーマンスの本番前の楽屋で表情筋のトレーニングを実践しています。

5　日本人の「笑いのもと」とは

どんなときによく笑う？

みなさんはどのようなときに笑うでしょうか？　アンケートを通じて実態を調査したデータがあ

ります。

福島県立医科大学の大平哲也氏が、「笑いのもと」を調べました。男女ともに、第1位は、家族や友人と話すときでした。テレビやビデオを見るときが第2位、子や孫と接するときが第3位でした。

第1章で、笑いを増やすには会話が大切だというお話をしましたが、大平氏の調査結果は、そのことを裏づける内容です。周囲の人との暖かいコミュニケーションがやはり大切です。

（出典　大平哲也（2020）「笑いと身体心理的健康・疾病との関連についての近年の研究動向：2010年～2020年の観察研究、介入研究を中心に」『笑い学研究』vol.27 pp.3-18）

楽しいことがない場合には…

コミュニケーションが大切だとはわかっていても、一人暮らしや外出が困難などの理由で、人と話す機会が少なくなってしまう場合もあります。

また、特に明確な目的がないのに多くの人が集まる場所や、会話そのものが苦手な人もいます。楽しいことが見つからないのが悩みだという人も少なくないのではないでしょうか？

そのような場合には、つくり笑いでも役に立つ可能性があります。

「笑いヨガ」という体操は、まさにこの点に着目して考案された体操です。最初は動作として作り笑いをするところからスタートするユニークな体操です。

その健康効果に大きな注目が集まっています。前出の大平氏は、笑いヨガに関する研究も精力的に行っています。
笑いヨガはシニア世代にも適した内容であるため、第5章でさらに詳しく取り上げます。

6　大阪のおばちゃんはよく笑うという俗説は本当か？

女性のほうがよく笑う

成人した男性と女性では、女性のほうがよく笑う傾向にあります。様々な研究で、女性のほうが笑う頻度が多いというデータが出ています。

私は、シニア世代を対象とした講演会で、お客さんに「男性と女性ではどちらがよく笑うと思いますか？」と質問します。99％以上の確率で、女性だという答えが返ってきます。多くの人が何となく実感していることなのでしょう。

ただ、1回だけ会場からものすごい勢いで反論が出たことがあります。世代間交流事業の一環で、シニア世代と小学生が一緒に参加した講演会でのことでした。小学生たちは、絶対に男だという意見で一致していました。

確かに、昔の記憶をたどったときに、みんなを笑わせていたクラスの人気者や、先生によく叱られていたお調子者と言えば、ほとんどの人が男の子を思い出すのではないでしょうか？

日本の大人社会、特に会社内では、笑うことをよしとしない風潮があります。そのせいで、大人になると男性が女性よりも笑わなくなってしまうのかもしれません。

大阪の人は本当によく笑うのか？

先ほど登場した大平氏は、「大阪の人はよく笑う」という俗説の検証も試みています。アンケートを通じて、秋田県の人と大阪府の人の笑いの頻度を比較検証しました。その結果、男性は笑いの頻度に差がありませんでしたが、女性は大阪の人のほうがよく笑うことが明らかになりました。

どうやら大阪のおばちゃんは本当によく笑うが、おっちゃんはイメージとはちょっと違うようです。ちなみに、女性同士で比較すると、若い人のほうがよく笑うそうです。

（出典　大平哲也（２０１２）「「笑い」はどうやって測定するの?:「笑い」の測定法について」『公衆衛生』vol.76 pp.407-411）

7　お腹の赤ちゃんに落語を聴かせてみた実験

笑いは胎教にもなるのか？

赤ちゃんが健やかに育つことを誰もが願っています。果たして、笑いは胎教の役に立つのでしょうか？

日本笑い学会理事の松本治朗氏が、大変興味深い実験を行っています。お腹の赤ちゃんに落語を聴かせたらどのような変化が起こるか検証した実験です。

妊娠36週を過ぎた妊婦6名を2名ずつの3つのグループに分け、それぞれのグループに異なる演者の落語を約15分聞いてもらい、胎児心拍陣痛図を用いて赤ちゃんとお母さんの様子を記録しました。

若手の落語を聴いたら…

1つ目のグループは、若手の落語を聴きました。残念ながら実力が十分ではなく、お母さんはつまらなくて今にも寝てしまいそうな状態でした。すると、お腹の赤ちゃんもお母さんと同じように眠りについていく様子が確認されました。

ベテランの古典落語だと…

2つ目のグループが聴いたのは、桂米朝さんの古典落語です。お母さんは面白いと感じており、微笑みながら聴いていました。すると、赤ちゃんの胎動も活発になり、元気になっていく様子が確認されました。

人気落語家の新作落語はどうだった？

3つ目のグループが聴いたのは、桂文珍さんの新作落語です。これはお母さんが声を出して笑ってしまうくらい面白いものでした。赤ちゃんも2つ目のグループと同じように元気になりました。ただ、お母さんに子宮収縮が起きていることも同時に確認できました。

あまり笑い過ぎると、お母さんにはかえって負担になってしまう可能性があることも明らかになりました。

実験の対象になった親子が6組だけなので、断定的な結論を出すことはできませんが、とてもユニークで面白い実験です。ただ、私も芸人の端くれですから、面白くないと烙印を押されてしまった若手の落語家に少し同情してしまいました。

(出典　松本治朗（1996）「お母さんが落語を聴くと、おなか中の赤ちゃんは!?：笑いと胎教に関する一考察」『笑い学研究』vol.3 pp.14-19)

8　動物は笑うのか？

哺乳類のプレイフェイス

かつては、笑うことができるのは人間だけだと考えられていました。しかし、最近の研究では、人間以外の動物の中にも、笑いとよく似た行動をすることが判明しつつあります。

ペットショップなどで、動物の赤ちゃんがじゃれあって遊んでいる光景を見かけます。あまりのかわいらしさに、つい時間を忘れて見入ってしまいます。実は、哺乳類の赤ちゃんが遊ぶときに、笑いによく似た表情をすることがあります。

哺乳類の赤ちゃんがじゃれあっているときには、けんかをしたいのではなく、遊びたいと思っているという意思表示をする必要があります。

その際に、口を開けて、「これは遊びですよ」というメッセージを相手に送ります。口を開ける表情のことをプレイフェイスと言います。

類人猿の笑い顔

チンパンジーを始めとした霊長類の中には、微笑みによく似た表情をする動物もいます。上下の歯を合わせたまま、口角を後ろに引いて、あたかも笑っているかのような表情をすることがあります。

この表情には、「私はあなたにほとんど服従していて、敵対心はありません」という意思表示をする役割があります。

チンパンジーが笑っているように見える写真をインターネット上で見ることができます。とてもよい表情をしているので、ぜひ検索してみてください。

ネズミの笑い声

ネズミが笑い声を発することも明らかになりました。人がネズミをくすぐると、チャープ音という、人間が聞き取ることのできない超音波を発します。ネズミはくすぐられると喜びます。

ただし、天敵である猫のにおいがするとネズミは緊張してしまいます。猫のにおいのする場所では、どんなにくすぐっても決して喜ぶことはないのだそうです。

9　お金と幸福の関係とは

幸福のパラドックス

この章の最後に、幸福に関する雑学を紹介します。第1章で幸福に関連したデータを紹介しました。内閣府の『平成20年版国民生活白書』には、もう1つ興味深いデータが載っています。

そもそも幸福の定義とは何ぞやと議論すると、永遠に結論が出なくなってしまいますが、今実際に幸福を感じている人の大半は満ち足りた生活を送っているため、生活満足度を幸福感の目安として用いることがあります。

図表7は、日本の1人当たり実質ＧＤＰと生活満足度の関係をグラフにしたものです。

右肩上がりになっているのが1人当たり実質ＧＤＰです。逆に右肩下がりになっているのが生活満足度です。物質やお金の面では豊かになっているにもかかわらず、生活満足度（幸福感）が向上していないことがわかります。

他の先進国でも同じような傾向がみられます。このような現象を「幸福のパラドックス」と呼びます。

〔図表７　生活満足度と1人当たりGDP〕

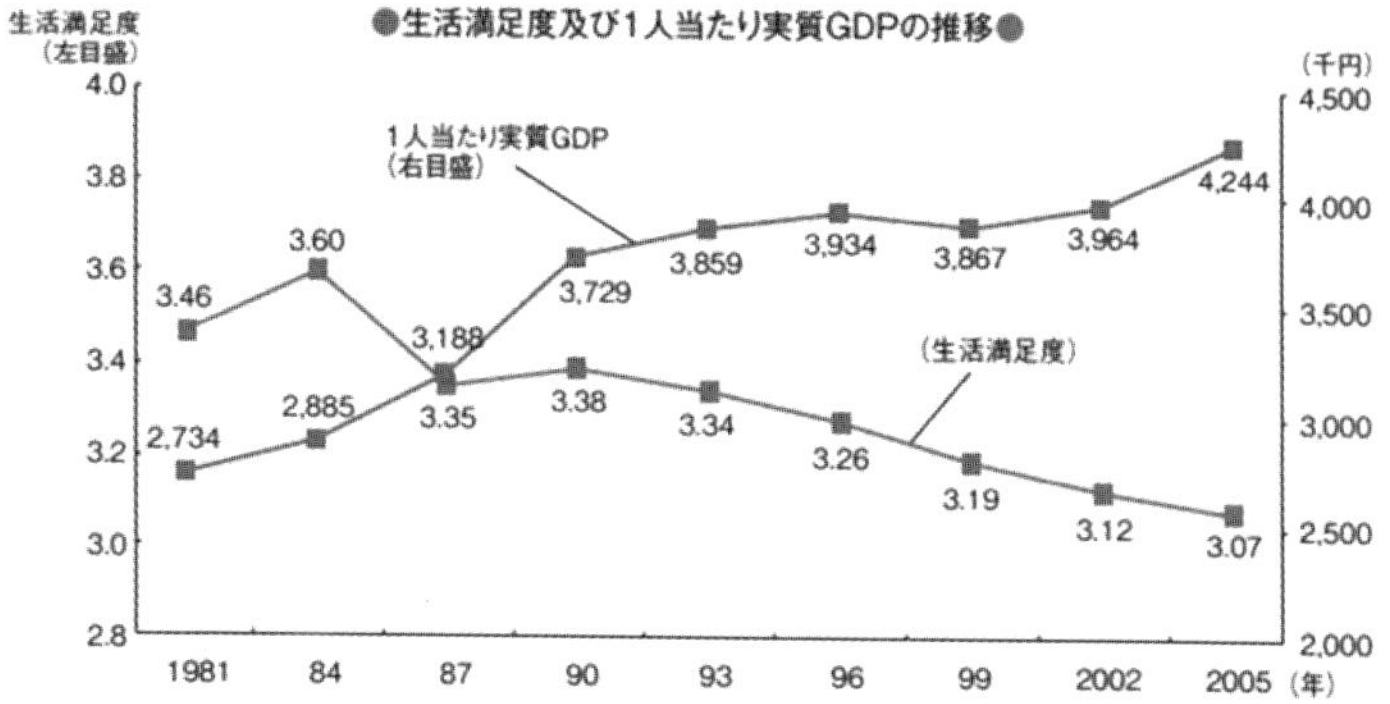

（備考）　1．内閣府「国民生活選好度調査」、「国民経済計算確報」（1993年以前は平成14年確報、1996年以後は平成18年確報）、総務省「人口推計」により作成。
2．「生活満足度」は「あなたは生活全般に満足していますか。それとも不満ですか。（○は一つ）」と尋ね、「満足している」から「不満である」までの5段階の回答に、「満足している」＝5から「不満である」＝1までの得点を与え、各項目ごとに回答者数で加重した平均得点を求め、満足度を指標化したもの。
3．回答者は、全国の15歳以上75歳未満の男女（「わからない」、「無回答」を除く）。

（出典　内閣府（２００８）『国民生活白書』p.57 第1-3-1図）

なぜ幸福のパラドックスが生じるのか

このような現象が生じる理由については、いくつかの仮説があります。

１つ目の仮説は、「慣れ」です。昔に比べて物やお金の面で豊かになっていても、しばらくするとその生活に慣れてしまうため、幸福を実感しにくくなります。

「足るを知る」という言葉があるように、際限なく物やお金を追い求めてもキリがないのは、私たちも何となく実感していることです。

また、回答の尺度が粗いのが原因であるという仮説もあります。幸福に関連した質問は、３〜10段階で回答することが大半です。本当は昔よりも幸福だと感じていたとしても、尺度が粗いせいで目立った変化が出にくい可能性もあります。

実際に、同じ時代の同じ国の人同士を比較すると、所得水準があがるにつれて、幸福感も上がる傾向にあります。

その一方で、一定以上の所得水準になると、幸福感の変化があまり大きくないこともわかっています。

お金も大事、でもそれだけではない

物質やお金が大事でないのかと言えば、決してそんなことはありません。

テレビや洗濯機はもちろんのこと、インターネットやスマートフォンがない時代よりも今のほうがずっと便利です。

生活に困窮している人に向かって、幸せはお金ではなく心の感じ方次第だなんて言ったとしても、それは単なるきれい事です。

その一方で、幸福のパラドックスが示す問題提起は、物質やお金以外にも大切なことがあるのではないかと考え直すきっかけになりました。

家族との愛情や地域の人とのつながりが大事であることが、様々な研究を通じて改めて明らかになりました。

統計データを用いた幸福の研究は、今では熱いテーマの1つとなっています。

第3章

笑いの力で介護予防

1　フレイルとは何か？

第3章の前半では、笑いと介護予防について取り上げます。後半は、介護を受けている人や家族に向けたメッセージをお伝えします。

フレイルとは

最近「フレイル」という言葉をよく聞くようになりました。フレイルは、介護予防のための重要なキーワードです。

さて、フレイルとはどのような状態のことを表すのでしょうか？　フレイルとは、「まだ介護が必要ではないものの、心身の機能が衰え始めてきた状態」のことを言います。健康と要介護の中間だと考えても差し支えありません。

フレイルの3つの側面

身体が衰えた状態＝フレイルというイメージを持つ人が多いと思います。もちろん間違いではありませんが、フレイルは、それ以外の内容も含めた幅広い概念です。

フレイルには次の3つの側面があります。

〔図表８　フレイルとは〕

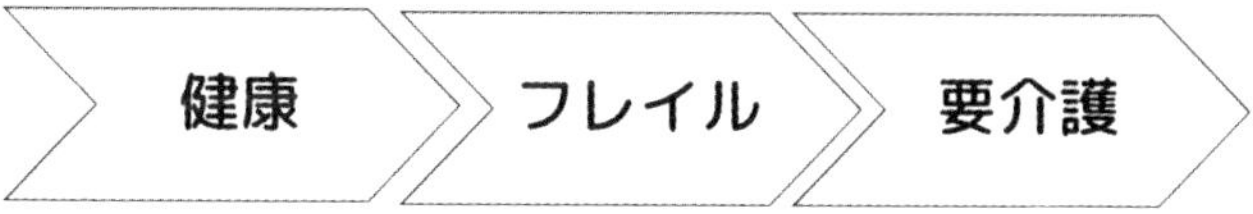

健康と要介護の間がフレイル

身体面のフレイル	：身体が衰えてきた状態
精神／認知面のフレイル	：認知機能の低下・うつなど
社会性のフレイル	：閉じこもりや孤食など

①身体面のフレイル（フィジカル・フレイル）

文字通り、身体的な衰えが見られるようになった状態です。サルコペニア（全身の筋肉が低下すること）や、ロコモティブシンドローム（運動に必要な身体の仕組みがうまく働きにくくなった状態）などがあります。

②精神／認知面のフレイル（メンタル／コグニティブ・フレイル）

認知機能の低下や、うつなど、心の働きが弱くなってきた状態のことです。

③社会性のフレイル（ソーシャル・フレイル）

自宅に閉じこもりがちになったり、１人で食事をする孤食が増えたりするなど、社会的な交流が減った状態のことです。

フレイルは改善することができる

フレイルが進行すると、介護が必要な状態へと移行します。逆に、本人の心がけや身近な人のサポート次第で、フレイルを改善することも可能です。ですから、フレイルの進行を予防することが、介護予防にもつながるのです。

生活を楽しむことから始めてみよう

フレイルの進行を予防するには、フレイルについてよく理解し、普段から生活習慣を整えることが重要です。とは言っても、よい習慣をなかなか継続できないのが、多くの人の悩みです。

実は、フレイルが本格的に進行する前に、「③社会性のフレイル」が起こりやすいことがわかっています。

逆に言えば、普段から身近な人と笑って楽しく交流する時間を大切にすれば、フレイル予防につながる可能性があるのです。

まずは日常生活を楽しみ、少しずつフレイル予防に役立つことを取り入れていきましょう。

（参考文献　健康・生きがい開発財団（２０１８）『人生１００年時代の新ステージへ』）

2　大切なのは「きょうよう」と「きょういく」

長寿の秘訣は、運動・栄養・社会参加

これまでに行われてきた数々の研究から、長生きするために大切なことが3つあることがわかっています。運動・栄養・社会参加の３つです。

その中でも、運動は特に重要です。新型コロナウイルスの影響が長期化し、外に出て運動する機会が減りがちです。自宅で体操をしたり、近所に散歩に出かけたりするなど、不要不急の外出自粛

期間中でも、運動の時間をなるべく減らさないように心がけたいものです。

社会参加という言葉から、就労やボランティア活動を連想する人が多いかもしれませんが、たまに地域の集まりに出かけたり、家族や近所の人と話したりするのも、立派な社会参加です。身近な人との交流をなるべく絶やさないようなイメージです。

楽しく続けられる活動が一番

運動が大切だという話はよく聞くけれども、運動が好きでなかったり、今まで運動の習慣がなかったりする人も多いかもしれません。

実際には、定期的に運動する習慣がなくても、健康でイキイキしている人がたくさんいます。そのような人が、運動をあまりしなくても元気を保てる理由を調査していくうちに、共通点があることがわかってきました。

その共通点とは、趣味や地域の集まりなどで、定期的にどこかに出かけて活動を行う習慣があることです。

運動が大切なのはわかっていても、好きでなければ挫折してしまいがちなのが人情というものです。苦手なことや好きでないことを無理に行うよりも、無理なく続けられる活動をするのが大切です。そして、続けるためには楽しいことをするのが一番です。

あまり難しく考えずに、楽しく続けられる活動を始めてみましょう。

「きょうよう」と「きょういく」がキーワード

健康・生きがい開発財団が、健康長寿の秘訣として、「きょうよう」と「きょういく」を推奨しています。平仮名であるのがポイントで、実は略語です。正確には、

きょうよう：今日する用がある

きょういく：今日行く場所がある

です。ここまで説明してきた秘訣を、ユーモアを交えながら短くまとめた素晴らしいフレーズです。

自分が楽しめる「きょうよう」と「きょういく」をぜひ見つけてください。

3 知っておきたい認知症の基礎知識

認知症とは

シニア世代が最も関心を持つ話題の1つが認知症です。認知症の基礎的なことを知っておくと、様々な場面で役立ちます。

「認知症」という言葉は、病気の名前ではありません。様々な疾患が原因で、認知機能が低下し、社会生活や職業生活に支障が生じている状態のことを総称して、認知症と呼びます。認知症＝アルツハイマー病というイメージが強いですが、認知症の原因となる疾患は他にもあります。

認知機能に何らかのトラブルが発生しているものの、日常生活には支障がない状態のことを、「軽

度認知障害」と呼びます。英語の頭文字を取ってMCIと呼ぶこともあります。この段階のうちにしっかりと対策を取ることが、認知症予防にもつながります。

認知症の主な種類

原因となる疾患に基づいて、認知症にはいくつかの種類があります。代表的なものを簡単に説明します。

種類①：アルツハイマー型認知症

海馬をはじめとして、脳が委縮してしまうことで起きる認知症です。物忘れから始まり、徐々に悪化するケースが大半です。認知症の中でも最も多いのが、アルツハイマー型認知症です。

種類②：脳血管性認知症

脳梗塞や脳出血が原因で起こる認知症です。日本では、アルツハイマー型認知症に次いで2番目に多い認知症です。

種類③：レビー小体型認知症

大脳皮質の神経細胞内にレビー小体という変化が生じることで起きる認知症です。パーキンソン病に似た症状が生じることもあります。この3つ以外にも、前頭側頭型認知症や、ハンチントン症・生常圧水頭症などが原因で生じる認知症があります。

種類により異なる症状

認知症の症状には様々なものがあります。ぜひ知っておいてほしいのは、認知症の種類によって、出やすい症状が異なるということです。

家族や身近な人で認知症の人がいる場合に、このことを予め知っておくと、相手への理解を深めやすくなります。

認知症の中核症状

認知症の症状は、「中核症状」と「行動・心理症状」の2つに別れます。中核症状の中でも代表的なものは、次の通りです。

中核症状①：記憶障害

認知症になると、記憶する力が衰えます。ただ、物忘れ＝認知症ではありません。物忘れの中には、あまり心配のないものもあります。この点については、別のパートで改めて取り上げます。

中核症状②：見当識障害

場所や時間、あるいは目の前にいる人や自分自身のことを正しく把握する力のことを「見当識」と呼びます。

見当識障害になると、それらがわからなくなります。

中核症状③：実行機能障害

〔図表9　認知症の症状〕

中核症状

・記憶障害
・見当識障害
・実行機能障害
・理解力・判断力の障害
・失語・失行・失認

行動・心理症状

・妄想
・せん妄
・不潔行為
・暴力
・暴言
・徘徊
・異食
・睡眠障害　など

いわゆる段取り力のことを「実行機能」と言います。計画を立てて、段取りよくこなしていく力のことです。実行機能障害になると、計画を立てるのが苦手になり、次に何をしたらよいかわからなくなります。

この3つ以外にも、理解力や判断力の低下・失語・失認・失行などの中核症状があります。

認知症の行動・心理症状

認知症と言えば、多くの人が想像するのが徘徊や暴力・暴言などの症状です。これらの症状は「行動・心理症状」の1例です。中核症状以外の症状を、行動・心理症状と言います。英語の頭文字を取ってBPSDと呼ぶこともあります。

行動・心理症状のことを、以前は「周辺症状」と表現していました。

しかし、「周辺」という言葉から、あまり大した症状ではないという誤解が生じてしまう恐れがあります。実際には、家族や周囲の人を悩ませるのは、中核症状以外の症状であることが多いです。そこで、最近では行動・心理症状と呼ぶことが増えました。

徘徊や暴力・暴言以外の行動・心理症状の代表例として、実際には単に置き場所を忘れただけなのに盗まれたと主張する「物盗られ妄想」や、夜になると興奮して落ち着かなくなる「夜間せん妄」、不潔行為などがあります。それ以外にも、様々な症状があります。

4　心配のない物忘れ・心配な物忘れ

物忘れ＝認知症ではない

「最近物忘れが増えてきた。認知症かもしれない…」と思う人も多いのではないでしょうか？

物忘れが多くなったとしても、認知症であるとは限りません。

物忘れには、特に気にしなくてもよい「心配のない物忘れ」と、注意が必要である「心配な物忘れ」の2種類があります。

記憶のプロセス

人間の記憶のプロセスを知っていると、「心配のない物忘れ」と「心配な物忘れ」の違いがわかりやすくなります。

〔図表10　記憶のプロセス〕

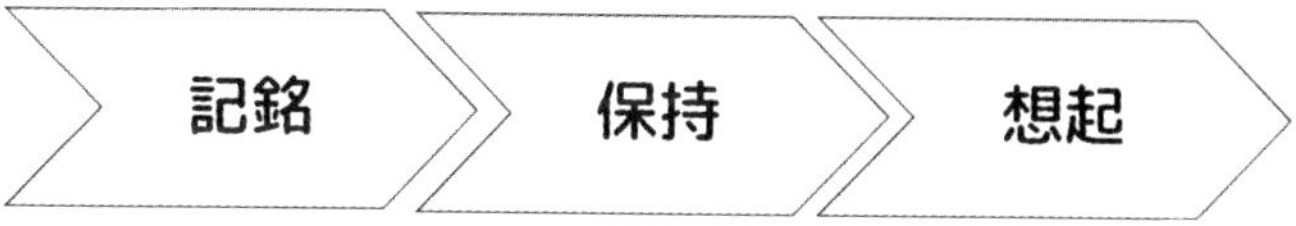

心配のない物忘れ

→体験の一部を忘れる

心配な物忘れ

→体験そのものをすべて忘れる

※認知症では「記銘」する力が弱くなる

人間の記憶は、３つのプロセスがあります。

①記銘↓②保持↓③想起

記銘とは、目や耳を通して入ってきた情報を憶えることです。保持とは、憶えた情報を忘れないでいることです。

そして、想起とは、保持しておいた情報を必要に応じて思い出すことです。想起のことを再生と表現する場合もあります。

「心配のない物忘れ」と「心配な物忘れ」の違いとは

こんな経験をしたことがないでしょうか？

「10年ぶりに会った同級生の名前が思い出せない…」

「昨日の夕食のメニューの一部が思い出せない…」

仮にすぐ思い出すことができなかったとしても、ヒントをもらったり、改めて考え直したりしたら思い出せる状態ならば、あまり気にしなくても大丈夫です。記憶のプロセスの最後の「想起」（＝思い出す力）が少し弱くなっているだけの「心配のない物忘れ」です。

その一方で、数時間前に食事をしたこと自体を忘れてしまうなど、体験したこと全体を丸ごとごっそり忘れてしまうような物忘れは、「心配な物忘れ」です。

認知症の特徴は、「記銘」の力が弱くなることです。つまり、体験そのものを憶えることが難しくなります。つい数時間前のことを丸事忘れてしまい、家族に何度も確認するようなことが増えた場合には、注意が必要です。

5　人との交流が認知症予防にも役立つ

笑えば認知症を予防できるのか?

認知症予防は多くのシニア世代が関心を持つテーマです。本書は笑いをテーマとした本ですから、笑えば認知症予防になるのか気になる人も多いと思います。

残念ながら、笑いと認知症予防の関連については、今の段階ではまだはっきりとわかっていないのが現状です。ただ、笑う頻度と認知機能の間に何らかの関係があることを示すデータも出始めています。今後さらに研究が進んでいけば、もっと詳しいことがわかるかもしれません。

人との交流がやはり大事

それでは、認知症を予防するために、どのようなことが役に立つのでしょうか?　ここでもキーワードになるのが、人との交流です。

様々な研究データから、社会的な交流が認知症予防に役立つことが明らかになっています。会話をしたり、様々な活動に参加したりすることで、脳が活発に働くことが理由であると考えられています。また、新聞を読む・ゲームをする・カルチャーセンターで学習するなどの知的な活動も、認知症予防に役立ちます。

地域のつながりが大事な別の理由

自分が暮らす地域の人とのつながりを普段から大切にしていると、自分自身が認知症や要介護状態になったときの備えにもなります。

日本では一人暮らしの高齢者が増え続けていますが、市役所や地域包括支援センターだけでは、すべての高齢者の情報を把握できません。そこで重要なのが、ご近所さんの見守りです。

いつも家の前を通って挨拶してくれる人を1週間見かけないとか、最近様子がいつもと違うといった気づきが、適切な支援へいち早く結びつくことがあります。

お醤油を借りるような濃い付き合いはしなくても、いざというときにお互いに気にかけるくらいには、地域とのつながりを保っておくことが重要です。

認知症はまだよくわかっていないことも多く、これさえやっておけば「１００％」「絶対に」予防できる方法はありません。普段からきちんとした生活習慣を心がけていても、認知症や要介護状態になることもあります。そのときに自分を責める必要は全くありませんし、地域全体でお互いに支えあっていくことが大切です。

でも、笑って楽しく交流する時間を過ごして、結果として自分自身の認知症予防や介護予防にも結びつく可能性があるならば、損することは何もありません。身近な人と楽しく交流できて脳にもよい習慣を取り入れてみましょう。

6 「あなたが大切です」に込めた2つのメッセージ

家族介護教室でお話していること

超高齢社会の進展で、家族を介護する人も増加しています。家族の介護は、かけがえのない時間である一方で、大きなストレスの原因にもなります。

私は、家族介護教室で講演をする際に、

「あなたが大切です」

というメッセージをお伝えしています。このメッセージには、異なる2つの意味があります。

相手のことを大切だと思っていることを伝える

介護をする際には、相手の気持ちを尊重することが大切です。「あなたのことを大切だと思っています」というメッセージを伝えることで、家族も安心することができます。

介護が必要な人や認知症の人は、常に不安を抱えています。今まで普通にできていたことができなくなり、自信を失うことも多いです。傷ついた自分の心を守ろうとして、家族に攻撃的な態度を取ってしまうことがあります。

周りの人に大切に思われているというメッセージが、安心にもつながります。実際に、認知症の行動・心理症状は、安心して暮らせる環境が整っていると出にくくなると言われています。

自分自身のことを大切にする

「あなたが大切です」という言葉には、もう1つの大切なメッセージがあります。それは、

「家族を介護する自分自身を大切にする」

というメッセージです。

家族を介護することに一生懸命になると、自分自身のことがおろそかになりがちです。長く介護をしていると、腹が立つことや投げ出したくなることもあります。それは人間としてごく自然な感情です。1人で抱え込んで我慢する必要はありません。

自分自身をいたわり、必要であれば地域の人や行政からサポートを受けるようにしましょう。周りの人に助けを求めることは、決して恥ずかしいことではありません。周囲のサポートを受けながら、自分自身を大切にすることが、家族と笑って過ごす時間を増やすことにもつながるのです。

7　介護で大切な3つの「受け入れる」

3つの意味で「受け入れる」のが大事

私が認知症や介護をテーマとした講演を行うときに、みなさんに必ずお伝えしていることがあります。それは、３つの意味で「受け入れる」ことが大切だということです。より具体的には、

①相手を受け入れる
②自分を受け入れる
③地域で受け入れる

の３つです。それぞれの意味について、さらに詳しく説明します。

①相手を受け入れる

家族を一生懸命介護していても、時々報われない気持ちになるような出来事も起こります。家族や周囲の人が困ってしまうような行動をとることもあります。

しかし、はたから見ると理解できないような行動であっても、本人なりの理由があるかもしれません。私が実際に見かけた光景のお話をします。平坦な道を怖がって一歩も先に進もうとしない高齢の人がいました。周囲の人が大丈夫ですよと声をかけたときに、その人はこうつぶやきました。

「若い人には平気でも、段差があると大変です」

実際には段差のない平坦な場所です。舗装の色の違いが、その人には大きな段差に見えたに違いありません。本人なりの理由があるかもしれないと想像をめぐらせ、相手を受け入れて根気よく見守ることが大切です。

②自分を受け入れる

家族を介護する人が、自分自身を受け入れることも忘れないでほしいです。愛する家族が変わってしまったことを受け入れるのは、頭では必要だとわかっていても、なかなか難しいことです。腹が立って感情的になってしまい、後悔することもあるでしょう。

家族が大変だから自分が頑張らなければならないと、自分にプレッシャーをかけ続けると、心身ともに疲れ果ててしまいます。

人間なので完璧でないのが当たり前です。上手く行かないことがあっても、自分自身を受け入れることが大切です。

③地域で受け入れる

介護が必要な人や家族を地域全体で支えていくことも必要です。家族を介護している人に「あなたがしっかりしなきゃ」と声をかけることはないでしょうか？　本人を励ますつもりでかけた言葉が、かえって追い詰めてしまいかねません。

長引く不況などの影響で、社会全体にゆとりがなくなっています。介護を地域全体の問題と考え、介護が必要な人や家族を地域で支えていくことが必要です。1人ひとりが介護に関する知識を深め、必要な人を必要なときにサポートできるように、地域全体で暖かく見守っていきましょう。

8　介護に従事する家族のためのサポート

家族が利用できる主なサポート

介護は決して家族だけの問題ではありません。地域には介護に従事する家族をサポートする様々な仕組みがあります。紙面の都合ですべてを取り上げることはできませんが、主なものは、次の3つです。

①ショートステイや通所サービスの利用
②家族介護教室や認知症カフェへの参加
③認知症サポーター講座の受講

ここから先は、3つの内容を説明します。

①ショートステイや通所サービスの利用

ショートステイは、介護が必要な人が短期間入所し、日常生活全般の介護を受けることができるサービスです。仕事や病気などの理由により、一時的に家族で介護ができなくなった場合や、家族の休息が必要な場合などに利用することができます。家族が気分転換のために旅行に出かけたいときでも利用することができます。

デイサービスやデイケアは、自宅で暮らしたまま施設に通うタイプの介護サービスです。介護が必要な人が施設を利用している間に、家族が休憩を取れるというメリットもあります。

休息を取ることをためらう風潮が日本ではまだまだ強いですが、長く介護に向き合うには、上手に休むことも大事です。

なお、介護施設を利用するためには、「要介護」もしくは「要支援」の認定を受ける必要があります。

②家族介護教室や認知症カフェへの参加

地域包括支援センターや社会福祉協議会が主催者となり、家族介護教室を開催する地域が増えてきました。介護に関する様々な情報を知ることができます。

また、認知症の人と家族がお茶を飲みながら気軽に話せる認知症カフェも、全国で増えています。認知症カフェでは、専門家と介護について相談することもできます。

家族介護教室や認知症カフェでは、同じような境遇の人と知り合うこともできます。参加者同士でおしゃべりしながら、不安や悩みを共有する時間が設けられています。家族には話せない悩みを打ち明けられる仲間がいるだけでも、心の負担が減る効果があります。

③認知症サポーター養成講座の受講

全国の自治体や社会福祉協議会が認知症サポーター養成講座を開催しています。認知症の人を地域で見守ることを目的とした講座ですが、介護に従事する家族にとっても有益です。

認知症サポーター養成講座では、認知症の中核症状や行動・心理症状や、疾患によって異なる症状の特徴などの基礎知識を学ぶことができます。認知症の基礎知識があると、認知症の人への理解も深まります。講座は90分程度の内容で、資格認定のための試験はなく、無料で受講することができます。また、認知症サポーターになった後に、ボランティア活動などを行う義務もありません。

早めの相談が大切

認知症や介護について少しでも気になることがあれば、まずは地域包括支援センターや自治体に相談してみましょう。サポートに関する様々な情報を教えてもらえます。

私が講演会である自治体を訪問した際に、担当の職員がこう言っていました。

「どうすることもできないくらいに追い詰められてから、相談窓口を訪れる家族がとても多いです。ぜひ早めに相談してほしいです」

日本ではとても真面目な人が多く、他の人も大変なのに、自分だけ楽をするわけにはいかないと考えてしまいがちです。支援を求めるのは手抜きではありません。自分自身の体や心をいたわり、今後の見通しを立てやすくするために、早めの相談を心がけましょう。

第4章

人生100年時代の生きがいづくり

1　生きがいとは何だろう？

第4章は、生きがいがテーマです。

人生100年時代と言われるようになりました。人生の後半をよりイキイキと過ごすための生きがい活動について取り上げます。

生きがいの定義とは

そもそも「生きがい」とは何でしょうか？普段から耳にする言葉ですが、そのイメージは実に漠然としています。

生きがいとは、生きていてよかったと思うようなこと・生きるはり合い・生活の充実感などを意味する言葉です。

生きがいには2つの側面があります。「仕事が生きがい」、「孫が生きがい」といった表現をするときには、生きるはり合いをもたらす「対象」を意味します。

また、生きがいは心の「感覚」を表すこともあります。充実感や満足感があるときに「生きがいを感じる」と表現します。専門的な書籍では、心の感覚のことを「生きがい感」と表現する場合があります。

ただ、これを言っては元も子もないのかもしれませんが、生きがいは人によって異なります。絶対的に正しい答えはありません。明らかに反社会的な内容でなければ、自分が考えていることが自分にとっての正解なのです。

1人ひとりの生きがいを考えるヒントとして、本書の内容を役に立ててもらえれば嬉しいです。

シニア世代の生きがいの現状

内閣府が発行している『令和2年版高齢社会白書』には、60歳以上の男女を対象とした、生きがいに関するアンケートの結果が掲載されています。

それによると、全体の79・7％の人が、生きがいを「十分感じている」、もしくは「多少感じている」と回答しています。

逆に言うと、約20％の人が生きがいをあまり感じていないことになります。この数字は決して小さくないと私は思います。

また、女性のほうが男性よりも生きがいを感じる人の割合が高いですが、男女ともに、年齢が上がるにつれて、生きがいを感じる人の割合が下がる傾向にあります。

さらに、配偶者がいる人・収入のある仕事をしている人・健康状態のよい人が、そうでない人に比べて生きがいを感じる割合が高くなっています。

（出典　内閣府（２０２０）『令和2年版高齢社会白書』 p.64）

生きがいと健康は車の両輪

こんな経験をしたことがないでしょうか？　趣味のサークルに毎週通って気の合う仲間とおしゃべりするのが生きがいで、いつの間にか普段の体調もよくなっている気がする…。

あるいは、健康のために始めたウォーキングで、よくすれ違う人と段々親しくなってきて、ウォーキングに出かけるのが毎日の生きがいになっていた…。

実は、生きがいづくりと健康づくりは、車の両輪のような関係にあります。あえて2つを切り離して考える必要は全くありません。第3章でもお話ししたように、まずは楽しく続けられる活動から始めてみるのが一番なのです。

ここから先は、生きがいづくりにつながる様々な活動について、さらに詳しく見ていくことにしましょう。

2　シニア世代が充実していると感じるのはどんなとき

高齢社会白書のアンケート

このパートでは、どのような活動が生きがいに結び付くのか、シニア世代を対象としたアンケートからヒントを探ってみたいと思います。

内閣府が発行した『平成28年版高齢社会白書』には、60歳以上の人を対象に、「どのようなとき

〔図表11　60歳以上の人が充実していると感じるとき〕

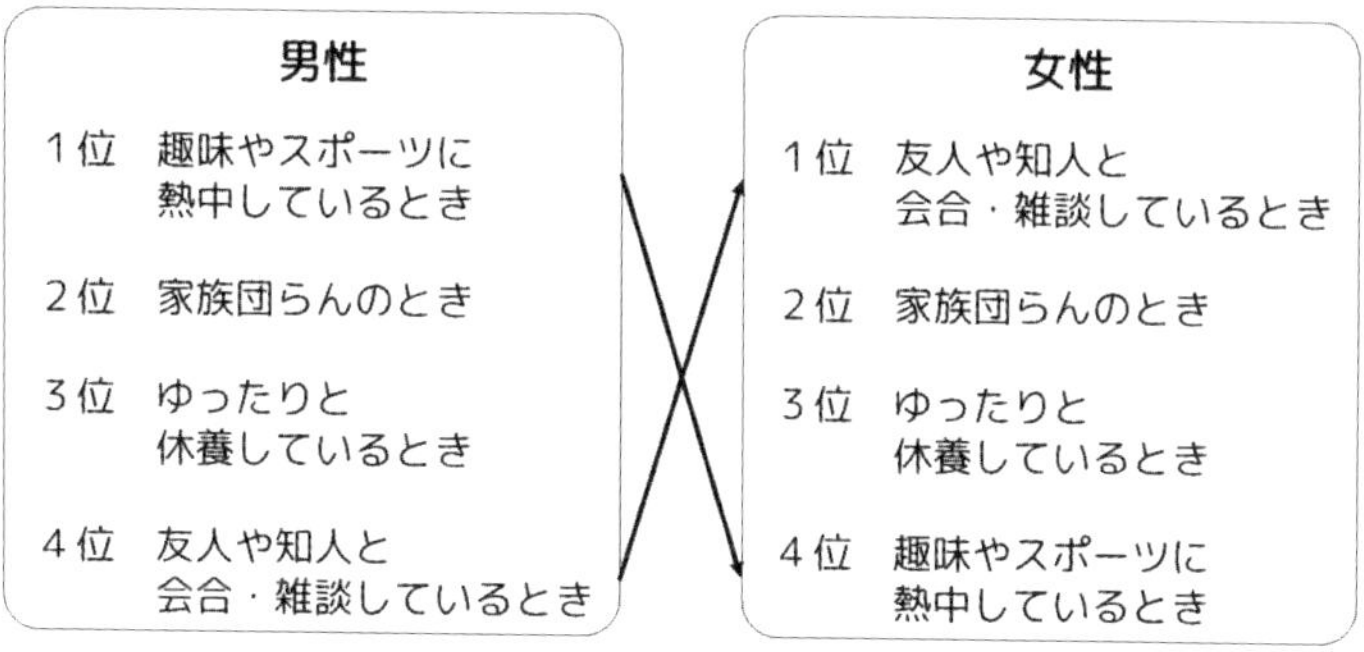

男性	女性
1位　趣味やスポーツに 　　　熱中しているとき	1位　友人や知人と 　　　会合・雑談しているとき
2位　家族団らんのとき	2位　家族団らんのとき
3位　ゆったりと 　　　休養しているとき	3位　ゆったりと 　　　休養しているとき
4位　友人や知人と 　　　会合・雑談しているとき	4位　趣味やスポーツに 　　　熱中しているとき

（内閣府（2016）『平成28年版高齢社会白書』p.47をもとに、筆者作成）

に充実感を感じるか」というアンケートの回答が掲載されています。

生きがいと充実感は少し異なりますが、生きがいのある生活は充実感に満ちているのは間違いありません。充実感のデータを紹介します。

男女で異なる充実感

図表11は、アンケートの回答を多い順に並べたものです。男性と女性で傾向の違いがあることがわかります。男性の第1位は、「趣味やスポーツに熱中しているとき」でしたが、女性の第1位は、「友人や知人と会合、雑談しているとき」でした。男性と女性の第1位と第4位がちょうど入れ替わっています。

あくまで一般的な傾向のお話ですが、女性のほうが身近な人とのコミュニケーションを楽しんでいることがわかります。男性は何かに打ち込んでいるときに充実していると感じやすいようです。

一方で、男性と女性で共通する点もあります。「家族団らんのとき」が、どちらも第2位となっています。男女で傾向が違うとは言え、愛する家族や気の合う人との触れ合いはやはり大事です。なお、男女ともに、仕事・地域活動・生涯学習などが5番目以降に入ります。

（出典　内閣府（2016）『平成28年版高齢社会白書』 p.47）

生きがいづくりと笑いの共通点

ここまで、充実感のデータを見てきました。

生きがいづくりと笑いには共通点があります。第1章で、笑いを増やす3つの方法を取り上げました。その中の、「①会話を楽しむ」と「②趣味や好きなことに挑戦してみる」は、充実感のアンケートと重なり合う部分です。

生きがいづくりと言われてもなんだか漠然としていますが、家族や身近な人と笑って楽しむ時間を増やすことをイメージするのは難しくありません。健康や生きがいづくりのきっかけとして、まずは笑いを増やすことから始めてみてほしいと思います。

新型コロナウイルス感染拡大防止のため、不要不急の外出自粛が求められています。普段から生活を共にしない不特定多数の人が長時間密集する行事や活動は、まだしばらく制限がかかると思います。しかし、メンタルヘルスやフレイル予防（第3章参照）の観点から、自宅や近所で楽しめる活動をできる範囲で行っていくことも大切です。

3　新たな「役割」を見つけてみよう

心に穴が開いたような気分…

仕事や子育ては、生きがいの大きな源泉になります。自分自身が頑張ることで、家族や社会の役に立っていると思えば、たとえ大変なことが多くても、毎日が充実します。

高齢期は、人生の大きな転機です。仕事や子育てがひと段落し、自由に過ごす時間が増えます。肩の荷がおりて楽になったと感じる一方で、なんだか心にぽっかり穴が開いたような気分になることもあります。

仕事や子育てが終わったことで、生きがいが消失してしまったと感じる人は、決して少なくありません。

趣味や地域活動に軸足を移す

何かの役割があると、人は生きがいを感じます。人生の転機は、新しい趣味や地域活動を始めるチャンスでもあります。

そのような活動を通じて、これまでになかった役割が芽生えると、新たな生きがいにもつながります。第3章でもお話ししたように、地域での交流は、自分自身の介護予防にもつながります。

仕事や子育て中心の生活から、趣味や地域活動に少しずつ軸足を移していくことを検討してみましょう。

価値観の違いを受け入れる

新しい活動の場に参加する際には、他の人との価値観の違いを受け入れることも大切です。職場で重要な役職についていた人は、特に意識する必要があります。

地域の団体では、価値観が異なることや、非効率に感じることがあります。

しかし、いつも自分の正しさを主張するばかりでは、人間関係がこじれてしまい、かえって孤立してしまいかねません。

明らかな不正行為など、どうしても許容できないこと以外は、笑っておおらかに受け入れることも大切です。

逆に、積極的に他の人の価値観を受け入れてみることで、新たな地平が開けるかもしれません。

役割以上に大切なこと

「役割」という言葉は、労働やボランティアを通じて社会に貢献を求めるイメージが強いですが、それだけが役割ではありません。孫の話し相手になったり、近所の若い人に昔の知恵を伝授したりするのも、立派な役割です。

健康状態が悪化して、１日の大半を自宅や病院、高齢者施設などで過ごす人も大勢います。ですが、毎日楽しく過ごしてくれるだけで、たとえすぐに会えなくても幸せな気持ちになる人がたくさんいます。

そのこと自体が、世間で言う「役割」よりもはるかに重要であることを、ぜひとも強調しておきたいと思います。

4　新しい活動を始めたいときに考える３つの軸

３つの軸で考えるとチャレンジしたいことを見つけやすい

人生の後半は、新たな活動に挑戦するチャンスです。あまり難しく考えずに、自分の興味のあることに挑戦してみるのが一番です。

しかしながら、やりたいことがすぐに思いつかない人も多いかもしれません。そんなときには、３つの軸を考えてみると、やりたいことが見つかりやすくなります。３つの軸とは、

①したいこと
②できること
③周囲がよろこぶこと

です。それぞれの軸について、さらに詳しくお話しします。

考える軸①：したいこと

今この瞬間に興味や関心があることがあれば、ぜひチャレンジしてみましょう。

もしやりたいことがすぐに思いつかない場合は、子どもの頃や若い頃の夢を思い出してみてください。

歌手や俳優として表舞台で活躍したい・プロスポーツ選手になりたいなどの大きな夢がありながらも、現実と折り合いをつけて夢をあきらめ、いつの間にか夢そのものを忘れてしまった人も少なくありません。

仕事や子育てが終わり、自分のために使える時間が増えたときこそ、若い頃の憧れに再び挑戦するチャンスです。誰もが知っている大スターになれる可能性はさすがに低いですが、生涯熱中する趣味になる可能性は十分にあります。

考える軸②：できること

これまでの仕事で培ってきたスキルや経験、持っている資格や特技は、趣味や地域活動に活かすことができます。自分のできることが他の人の役にも立てば、やりがいのある活動になります。

講演でこのお話をすると、「人に誇れるような特技やスキルは何もない」と言う人が時々いますが、決してそんなことはありません。家事が得意であるとか、誰とでも分け隔てなく会話できるといったことも、立派な特技です。

〔図表12　新しい活動を始めるための３つの軸〕

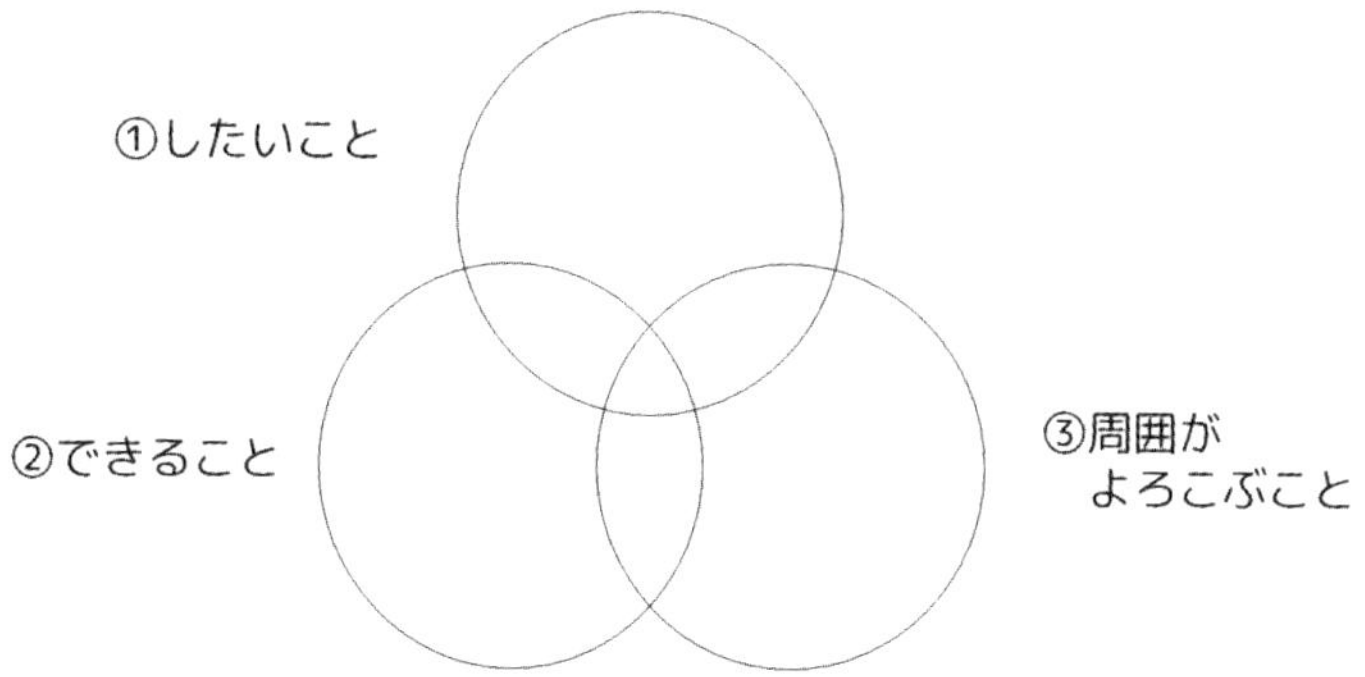

①〜③が重なり合うものが、
長く続けやすい活動になりやすい

シルバー人材センターでは、身の回りのちょっとしたお世話を手伝う仕事を募集していることがあります。家事のスキルがとても役立ちます。

また、誰とでも分け隔てなく話せれば、高齢者施設などの傾聴ボランティアとして活躍できる可能性があります。

考える軸③：周囲がよろこぶこと

自分の活動を通じて周囲の人が笑顔になってくれれば、とてもやりがいがあります。どんな人に喜んでもらいたいかを軸に考えてみるのもおすすめです。

たとえば、子どもが好きな人ならば、登下校時の見守りのボランティアも選択肢として見えてきます。子どもたちと毎日笑顔であいさつするのが楽しみだというシニア世代も多いです。また、地域によっては、学童保育で囲碁や将棋を教えるボランティアもあります。

3つが重なり合うものが、長く続けやすい活動

ここまで3つの軸を順番に説明してきました。今までの人生の棚卸しも兼ねて、自分自身の3つの軸をノートに書き出してみてください。

そして、この3つは、まったく別々のものではありません。図表12のように、2つ以上のものが重なり合う場合があります。もしも2つ以上の軸が重なり合う活動を見つけることができたならば、長く続けられる活動になる可能性が高いです。

もちろん、必ず2つ以上の軸が重なり合う活動をしなくてはいけないわけではありません。義務感をベースに考えると、活動そのものを楽しめなくなってしまいます。

まずは何でもよいので気軽にチャレンジしてみて、時々3つの軸を思い出しながら活動を振り返り、自分も周囲の人も幸せになるような方法を考えていくのがよいと私は思います。

5　生きがい活動の5つの主な領域

生きがい活動の主要5領域

シニア世代に人気の生きがい活動には、様々なものがあります。紙面の都合ですべてを取り上げ

〔図表13　生きがい活動の5つの主な領域〕

1．知的活動	・ドリル・パズル・クイズ　・アナログゲーム
2．創作・表現活動	・クラフト・折り紙・パッチワーク　・和歌・言葉遊び
3．運動・身体活動	・ニュースポーツ　・風船を用いたゲーム　・野外活動
4．料理・お菓子づくり	・料理教室　・お菓子づくり体験
5．音楽・芸術鑑賞	・音楽鑑賞　・日本舞踊　・マジック・伝統芸能・大道芸

ることはできませんが、大きく分けると次の5つの領域があります。

①知的活動（ドリル・脳トレなど）
②創作・表現活動（クラフト・和歌など）
③運動・身体活動（体操・ウォーキングなど）
④料理・お菓子づくり
⑤音楽・芸術鑑賞

それぞれの領域について、さらに詳しく見ていきましょう。

領域①：知的活動

認知症予防への関心が高まっていることもあり、脳の活性化につながる知的な活動は、シニア世代から高い人気があります。

ドリル・パズル・クイズなどの脳トレに関連した書籍が多数発売されています。地域の住民が公民館に自主的に集まって一緒に脳トレをするケースも増えています。

健康麻雀を始めとしたアナログゲームも脳の活性化につながります。

領域②：創作・表現活動

クラフトを始めとした様々な作品を創作・表現する活動も、非常に人気があります。様々な人生経験を積み重ねてきたシニア世代だからこそ、味わい深い作品をつくることができます。

創作・表現活動には、形のあるものをつくる活動と、言葉を紡ぐ活動があります。クラフト・折り紙・塗り絵・パッチワークなどが、形のあるものをつくる活動の代表例です。言葉を紡ぐ活動には、川柳を始めとした和歌や言葉遊びがあります。

領域③：運動・身体活動

体操や風船を用いた様々なゲームは、デイサービスなどの高齢者施設の定番メニューのひとつになっています。

ボッチャを始めとしたニュースポーツは、競うことを目的としないレクリエーションのためのスポーツです。全国の老人クラブで盛んに行われています。

園芸・畑仕事・ウォーキングなどの野外活動の中には、運動になるものもたくさんあります。季節を感じることもできて一石二鳥です。

領域④：料理・お菓子づくり

定年退職後の男性が料理やお菓子づくりに挑戦することも増えました。実際に料理やお菓子づくりに取り組んでみることで、食への関心が高まります。

また、料理やお菓子づくりは、段取り力のトレーニングにもなります。脳の活性化にもなる生きがい活動です。

領域⑤：音楽・芸術鑑賞

音楽や芸術は、私たちの心に潤いを与えてくれます。クラシックを始めとした様々な音楽・フラダンス・マジック・大道芸・伝統芸能などが人気です。

もちろん、音楽や芸術の中には、ただ鑑賞するだけでなく、自ら取り組んでも楽しいものもたくさんあります。一芸を身につけ、地域の様々な場所で披露する芸能ボランティアの活動も、生きがいづくりにつながります。

本書の後半では、シニア世代に特に人気の高い生きがい活動を多数取り上げています。新たな活動を始めるきっかけとしてお役に立てれば嬉しいです。

どのような活動が自分に合うかは、やってみて初めてわかることも多いです。自分には向いていないと最初からあきらめずに、興味があればまずは挑戦してみてください。試しにやってみたことが楽しければラッキーです。そうでなくても、新たな経験をできたこと自体がラッキーです。

6　レクリエーションには娯楽を超えた意義がある

レクリエーションはただの遊び以上のもの

先ほど紹介した様々な生きがい活動は、レクリエーションの時間に取り組むことが多いです。レクリエーションのことをアクティビティと呼ぶこともあります。

しかしながら、レクリエーションと言うと、「子どもっぽいから嫌だ」、「なぜ今さら遊ぶ必要があるのか」といった否定的な意見が出ることも少なくありません。

レクリエーションを英語で書くと、recreationです。再び(re)創造する(creation)という意味です。すなわち、

「日々の生活の疲労を癒して元気を生み出す創造的な時間」

であることが、レクリエーションの本当の役割です。

レクリエーションの5つの意義

それでは、レクリエーションには具体的にどのような意義があるのでしょうか？　大きく分けると5つあります。

①レクリエーションそのものが楽しい

②コミュニケーションが生まれる
③脳の活性化になる
④運動や身体感覚への刺激になる
⑤１人ひとりの個性や歴史について深く知るきっかけになる

ここから先は、それぞれの意義について、さらに詳しく説明します。

意義①：レクリエーションそのものが楽しい

レクリエーションを通じて、多くの人が楽しい時間を過ごすことができます。この点は、介護老人保健施設や特別養護老人ホームなどの高齢者施設を利用するシニア世代にとって、特に大事なことです。

心身ともに健康で、様々な場所に外出することができる人は、レクリエーションのための時間をわざわざ確保しなくても、日々の暮らしを楽しむことができます。

しかし、身体の自由が利かなくなり、１日の大半を施設で過ごすようになると、いままで当たり前であった楽しいこともできなくなってしまいます。レクリエーションを通じて楽しい時間を過ごすことは、とても大切です。

高齢者施設でレクリエーションの企画を立てる仕事に従事する職員は、施設の利用者が好きなことや楽しめることへのアンテナを立てておくと、企画を立てる際に役立ちます。

意義②：コミュニケーションが生まれる

レクリエーションは、会話のきっかけになります。

年を重ねるにつれて、初対面の人と気兼ねなく話すことが段々苦手になってくるものです。レクリエーションを通じて一緒に同じ活動をすれば、自然と会話が生まれます。

意義③：脳の活性化になる

レクリエーションには、頭を使う内容も多く、脳の活性化が期待できます。クイズ・パズル・ドリル・アナログゲームなどを通じて、脳トレを習慣にすることができます。また、クラフト・川柳などの創作活動や料理も、脳を活性化するレクリエーションです。

この章の後半で、脳トレ効果が高い様々な活動について、より詳しく紹介します。

意義④：運動や身体感覚への刺激になる

レクリエーションの中には、運動の効果が期待できるものが多くあります。体操・風船バレー・ニュースポーツ・園芸などの活動がその代表例です。第5章で、運動効果の高い活動について、さらに詳しく取り上げます。

クラフト・折り紙・塗り絵・習字などの創作活動は、創作そのものが楽しいだけでなく、手先の感覚を意識することにもつながります。

意義⑤：1人ひとりの個性や歴史について深く知るきっかけになる

レクリエーションに一緒に取り組むと、身近な人の印象が変わることがあります。

普段いかにも真面目そうな人が、実はジョークが大好きなお茶目な人かもしれません。近所の人があっと驚く特技の持ち主であったり、歩んできた人生が1冊の本になるくらい波乱万丈だったりすることもあります。

普段さりげなく暮らしているだけでは気づくことがなく、レクリエーションに一緒に取り組むことで初めて知ることとも多いのです。

5つの意義を頭の片隅に置きながら、レクリエーションに取り組めば、そのパワーは何倍にもなります。ぜひ様々な活動に楽しくチャレンジしてみてください。

7　アナログゲームで楽しく知的エクササイズ

ボードゲーム・アナログゲームが秘かなブーム

大学生を始めとした若い世代の間で、ボードゲームなどのアナログゲームが秘かなブームになっています。

テレビゲームやスマートフォンなどのデジタル機器に、幼少期から当たり前のように接してきた世代にとっては、実際に友達と会って一緒に楽しむアナログな遊びのほうが、かえって魅力的に感じるのかもしれません。
大型家電量販店やホビーショップでは、何百種類ものアナログゲームが発売されています。

アナログゲームの脳トレ効果

子どもや若者だけでなく、どの世代でも楽しめるのがアナログゲームの魅力です。むしろ、シニア世代にこそ、アナログゲームがおすすめです。

アナログゲームには、考える要素が多分に含まれています。より具体的には、

①記憶力・計算力を鍛えることができる
②状況判断・決断力のトレーニングになる
③先読みしながら、相手の気持ちを推測する力がつく

といった効果があります。

特に意識しなくても、ゲームを楽しむ中で自然と行うことができるため、アナログゲームはシニア世代の脳トレの素材として優れています。世代を超えたコミュニケーションのツールとしてもおすすめです。

インテリアとしてもオシャレな世界の伝統的ゲーム

アナログゲームには数えきれないほど多くの種類があります。本書では、世界四大ゲームと呼ば

れる伝統的アナログゲームと、日本の伝統的アナログゲームを紹介します。

まずは世界の伝統的なアナログゲームです。デザインがオシャレなものも多く、インテリアとして飾るだけでも気持ちがワクワクします。

世界四大ゲームは、①チェス、②バックギャモン、③ドミノ、④トランプです。

トランプについては、別のパートで改めて取り上げます。このパートでは、その他の３つのゲームを簡単に紹介します。

世界の伝統的ゲーム①：チェス

チェスは２人用のゲームです。１人につき16個の駒を使用します。最終的に相手のキングを詰む（チェックメイト）ことを目指すゲームです。

将棋によく似たゲームですが、違いもあります。将棋のマスは９×９であるのに対し、チェスは８×８マスです。

また、将棋とは異なり、チェスでは一度取った駒を再び使うことができません。

ルールを理解したばかりで、いきなり人と対戦するのが不安な場合には、タクティクスを解く楽しみ方もあります。

タクティクスは、１手〜３手先の駒の動かし方を考える問題です。タクティクスをたくさん解くと、上達が早くなります。

世界の伝統ゲーム②：バックギャモン

バックギャモンは2人対戦ゲームです。1人につき15個の駒とサイコロを2つ使用します。15個の駒を相手より早くすべてゴールすることを目指します。西洋版のすごろくといった雰囲気のゲームです。

相手の駒がマスに1つしかない場合に、自分の駒をそのマスに進めることができれば、先に置いてあった相手の駒を振り出しに戻すことができます。そのため、日本のすごろくとは異なり、戦略や駆け引きが重要になります。

実は日本のバックギャモンのレベルは非常に高く、世界的強豪プレイヤーが何人もいます。

世界の伝統ゲーム③：ドミノ

ドミノと言うとドミノ倒しのイメージが日本では強いですが、立派なアナログゲームです。サイコロによく似た目が描かれたマスが2つついた牌を使用し、同じ目のマス同士をつなげていくゲームです。

2人～4人で対戦することが大半で、ルールには様々なバリエーションがあります。

牌をたくさん並べるため、大きなテーブルが必要ですが、シンプルなルールの遊び方ならすぐに理解することができます。デイサービスなどの集団レクリエーションとして、ぜひ挑戦してみてほしいゲームです。

日本にもたくさんある伝統的アナログゲーム

実は、日本にも古くから親しまれてきたアナログゲームが多数あります。囲碁・将棋・麻雀・オセロはみなさんご存知だと思いますので、本書では、シニア世代に人気の他のゲームを5つ紹介します。

日本の伝統ゲーム①：百人一首

有名な和歌が百首収録されたカルタです。お正月遊びとして根強い人気があります。シニア世代の間では、カルタとして遊ぶよりも、歴史や伝統文化などの教養を学ぶ素材としての人気があります。

全国の生涯学習施設で、百人一首を学ぶ講座が開講されています。

日本の伝統ゲーム②：いろはかるた

様々なことわざが収録されたカルタ遊びです。

地方によって収録されていることわざが異なります。

「犬も歩けば棒に当たる」はあまりにも有名ですが、実は、このことわざが収録されているのは江戸（東京）版のいろはかるたです。

大坂（大阪）や京（京都）のカルタは、別のことわざが収録されています。

日本の伝統ゲーム③：花札

花札には1月～12月までの札があり、各月4枚ずつ、合計48枚の札を使用します。各月ごとに異なる花が描かれており、季節の花を学ぶことができます。

賭博のイメージが強いですが、純粋なアナログゲームとして、世界中のゲームに引けを取らない面白さがあります。様々なルールがありますが、2人対戦では「こいこい」、3人対戦では「花合わせ」が人気です。

日本の伝統ゲーム④：おいちょかぶ

おいちょかぶは、株札という41枚の札を用いるゲームです。「おいちょ」は数字の8に由来し、「かぶ」は数字の9を表します。カジノゲームとして有名なバカラとブラックジャックを組み合わせたようなゲームです。

本来は株札を用いるゲームですが、花札やトランプで代用することができます。

日本の伝統ゲーム⑤：丁半

丁半は、サイコロを用いるシンプルなゲームです。2つのサイコロの目の合計が偶数（丁）、奇数（半）のどちらになるか予想して楽しみます。

ほとんど運任せのゲームですが、単純で非常にわかりやすいため、デイサービスや特別養護老人ホームなどのレクリエーションとして人気があります。

日本の伝統とポルトガルから伝播したカードゲームが融合し、カルタを始めとした独特のアナログゲームの文化が発展しました。本書で紹介したゲームの中には、賭博に由来するものもありますが、お金はかけずに楽しんでくださいね。

8　高齢者施設で人気の二大知的ゲーム

高齢者施設訪問時によく見かける2つのゲーム

私はこれまで様々な高齢者施設を訪問し、大道芸を披露してきました。私の出番の前後に、レクリエーションを行っていることもあります。そこで非常によく見かける知的なアナログゲームが2つあります。それが、「7並べ」と「連珠」です。アナログゲームをやっている場合、大半がこの2つです。

最初は単なる偶然かなと思っていたのですが、ほぼ毎回この2つなので、きっとそれだけ人気があるのでしょう。

デイサービスで人気の7並べ

「7並べ」はトランプのゲームです。7のカードを中心に、同じマークの連続する数字を並べていくゲームです。やったことがない人を探すのが難しいくらいおなじみのゲームです。デイサービスなどの通所型の施設でよく見かけます。テーブルを囲んでみんなで行う集団レクとして人気が高いようです。

なぜ7並べが人気なのか？

みんなが知っているゲームじゃなくて、もっと目新しいものを教えてほしいとがっかりした人も多いかもしれません。しかし、むしろ誰もがよく知っているからこそ、集団レクとして取り組みやすい側面もあります。

それでは、なぜ7並べが人気なのでしょうか？ 私が考える理由は、次の4つです。

①ルールを予め知っているか、初めてでもすぐに理解できる
②ゲームが終わるまでの時間が短い
③やってみると意外と奥深い
④運の要素がほどよく入っていて、誰でも勝てる可能性がある

1回にかかる時間が短いため、飽きずに取り組むことができます。配られるカードの運の要素も強いため、誰でも勝てるチャンスがあります。

しかも実はかなり戦略的なゲームで、やればやるほど作戦を考えるのが楽しくなります。大人にこそおすすめしたいゲームです。

連珠は競技用五目並べ

「連珠」という言葉は聞いたことがない人も多いと思います。しかし、五目並べは誰もが知っていることでしょう。連珠は、競技用ルールで行う五目並べです。2人対戦専用のゲームです。

五目並べは、碁石をたて・よこ・ななめのいずれかに5つ連続で並べれば勝利となるゲームです。通常の五目並べでは、交互に碁石を並べていくルールの性質上、先手（黒）の碁石の数が後手（白）より少なくなることは絶対にありません。ですから、先手が圧倒的に有利です。そこで、先手にのみ「禁じ手」を加え、バランスを調整した競技用のルールで行う五目並べが、連珠です。

公式戦ではさらに複雑なルールがありますが、初心者同士で対戦する場合には、あまり気にしなくても楽しめます。

連珠と7並べの共通点

連珠は、健康型・住宅型と呼ばれる、介護を必要としない人が入所する老人ホームで人気があります。クラブ活動として定期的に行っている老人ホームが多いです。

7並べが人気の理由のうち、①～③は連珠にも当てはまります。連珠には運の要素は少ないですが、囲碁や将棋に比べると初心者の割合が多いため、誰でも勝てる可能性があります。これも7並べとよく似ています。

レクリエーションや生きがい活動で知的なアナログゲームを取り入れたい場合には、①～④の理由が当てはまるものを探してみるとよいでしょう。

9　トランプはレクリエーションの王様

トランプは万能ツール

アナログゲームなどの知的な活動に興味があるけれど、何を始めたらよいか迷った場合に、ぜひおすすめしたいのがトランプです。トランプはいかにも子どもっぽいイメージが強いですが、大人こそ楽しめる万能ツールです。

トランプには無数のゲームがあります。その中には、高度な駆け引きが必要な知的なものもたくさんあります。もちろん、ゲーム以外の楽しみ方もできます。自分に合った楽しみ方が必ず見つかります。

世代を超えたコミュニケーションのツールとして、トランプの力がもっと見直されてほしいと、私は思います。

トランプの世界三大ゲーム

トランプのゲームは本当に種類が多く、すべてを紹介すると、それだけで1冊の本が書けてしまいます。本書では、世界三大ゲームを紹介します。

①世界三大トランプゲーム1　ポーカー

数あるトランプゲームの中でも、最も競技人口が多いと言われているのが、ポーカーです。ロイヤルフラッシュ、フルハウスなどの役の名前を聞いたことがない人のほうが少ないのではないでしょうか？

ポーカーには様々な種類があります。世界中のカジノで主流となっているのはテキサスホールデムです。日本の子どもがよく遊んでいるポーカーは、ドローポーカーという別の種類です。

テキサスホールデムは、ドローポーカーに比べて戦略的思考が求められます。優勝賞金が1億円を超える大会もあります。

それ以外にも、オマハ・7スタッド・パイガオポーカー・オープンフェイスチャイニーズポーカーなどの種類があります。

②世界三大トランプゲーム2　ジンラミー

ジンラミーは、2人対戦専用のゲームです。麻雀のように、同じ数字を3つ以上、あるいは同じマークで連続した数字を3つ以上含む組み合わせを素早くつくるのが目標です。

ルールもシンプルで、1回にかかる時間が短いため、子どもと一緒に楽しめるゲームです。麻雀との共通点が多いため、大人も真剣に楽しめます。世代を超えたコミュニケーションに向いたゲームです。

③世界三大トランプゲーム3　コントラクトブリッジ

コントラクトブリッジは、4人で行うゲームです。2人1組でチームを組んで対戦します。ビル・ゲイツ氏が愛好するゲームとしても有名です。

コントラクトブリッジには決まりごとが多く、ポーカーやジンラミーよりも難しいゲームですが、好きな人はとことんハマるゲームです。

コントラクトブリッジは、全国のカルチャーセンターで初心者向け講座を受講することができます。趣味を通じて新たな交流を深めたいと考える人には、コントラクトブリッジがおすすめです。

高齢者施設でもトランプを扱いやすくするための工夫

デイサービスや有料老人ホームなどの高齢者施設でも、トランプを用いたレクリエーションを行うことができます。

トランプは高齢者には扱いにくいのではないかと心配する声もよく耳にしますが、ちょっとした工夫で解決できます。

トランプをテーブルに置くことが可能なトランプホルダーを用いれば、トランプを手で持たなくてもゲームができます。ホームセンターで売っている角材や板を使って自作することもできます。

ステージマジシャン用の大きなトランプを使うこともできます。また、マークの違いがわかりやすい4色のトランプも市販されています。

ゲーム以外の活用法

トランプには、ゲーム以外の活用法もあります。その代表例が、トランプマジックです。マジックの中には、初心者でも簡単に覚えることができるものもあります。

また、暗算のトレーニングにもトランプを活用できます。私も講演会でトランプを用いた暗算のレクリエーションを行っていますが、非常に好評です。

高齢者レクリエーションのアイデアを掲載したウェブサイトには、トランプを用いた暗算のゲームも多数掲載されています。自分に合った内容を見つけてください。

10　テレビとの上手な付き合い方

テレビそのものは悪くない

笑いや生きがいをテーマにした書籍や講演では、能動的な活動が大事で、テレビを見るような受動的な活動はダメだと断罪するものがあります。しかし、テレビそのものが悪いわけではありません。

様々な事情でなかなか外出できない人にとっては、テレビは世の中の動きを知る貴重な情報源になります。良質で楽しい番組もたくさんあります。

ダラダラと何時間も見続けず、流れてくる情報と上手に付き合うことができれば、テレビは私たちの生活を豊かにしてくれます。

短い映像は、あいまいな主張をそのまま伝えるのが苦手

朝から夕方までワイドショーを放送していて、夜になると報道番組が増えます。１日中ニュースに触れることが多くなりました。新型コロナウイルスの影響が長期化していることもあり、不安なニュースが常にテレビに流れています。ワイドショーや報道番組では、5分程度の短い映像でニュースを伝えることが多いです。短い映像は、同じ時間で読める文章に比べると、あいまいな主張をそのままの形で伝えるのが苦手です。そのため、どちらか一方が善で、もう一方が悪というような、白黒はっきりつけた主張が多くなりがちです。

しかし、実際には、白黒はっきりしていることは、それほど多くはありません。あらゆることによい面と悪い面があり、あいまいなこともたくさんあります。番組の主張が断定的過ぎると思った場合には、１００％鵜呑みにするのではなく、自分でも調べてみてから判断するのが確実です。

不安を感じたら離れてみる

新型コロナウイルスや相次ぐ自然災害、企業や政治家の不祥事など、不安や怒りをかき立てるニュースが毎日流れています。もしそのような情報を見てゆううつな気分になった場合には、思い切ってテレビを消して、情報から距離を置きましょう。テレビは本来私たちの生活を豊かに楽しくしてくれるはずのものです。そのテレビがストレスの原因となってしまっては本末転倒です。上手に付き合いながら、良質な番組を楽しみましょう。

第5章

シニア世代におすすめの体操&エクササイズ

1　ニュースポーツは、シニア世代にも適した楽しい運動

第5章では、シニア世代に人気の様々な体操や運動を取り上げます。笑いを取り入れた体操や、笑いの芸能と関連の深いものを中心に、楽しく運動できる内容を幅広く紹介します。

ニュースポーツとは

最初に紹介するのは、ニュースポーツです。

ニュースポーツは、その名の通り、20世紀後半以降に考案された比較的新しいスポーツの総称です。従来のスポーツと大きく異なるのは、他の人と競うことを主な目的としないことです。また、激しい運動を伴わないのも特徴です。世代を問わずに誰でもレクリエーションとして楽しく取り組めます。

シニア世代の間でも、ニュースポーツの人気が高まりつつあります。全国の老人クラブや生涯学習施設で、様々なニュースポーツが行われています。

紙面の都合ですべてのニュースポーツを取り上げることができませんが、私が講演会で訪問した場所で実際に見たことがあるニュースポーツを4つ紹介します。

パラリンピックの正式種目でもあるボッチャ

ニュースポーツには様々な球技がありますが、その中でも特に有名なのがボッチャです。赤と青のボールを６つずつ使用します。「ジャックボール」と呼ばれる白い的球にボールを近づけることを目標にします。

ボッチャは、パラリンピックの正式種目として採用されています。カーリングと雰囲気が似ているため、「地上のカーリング」と呼ばれることもあります。

金属製のボールを用いるペタンクも、ボッチャに似ているニュースポーツとして人気があります。

スマートボールが運動になったようなスカットボール

スカットボールは、昔懐かしいスマートボールとゲートボールを組み合わせたようなニュースポーツです。

２つのチームに分かれて、いくつかの穴をめがけてボールを交互に打ちます。穴ごとに得点が異なり、より高い得点を目指します。穴の手前で止まったボールはそのままにしておきます。自分のチームが打ったボールが、置いたままの相手チームのボールに当たって、そのまま穴に入ったら、相手チームの得点になってしまいます。

よく似たゲームとして、囲碁ゲームがあります。ゲートボールをしながら五目並べを行います。また、グラウンドゴルフも人気があります。

駆け引きが楽しいスカイクロス

スカイクロスは、フリスビーによく似た雰囲気のリングとコーンを使用します。コーンを離れた場所に置き、リングをコーンに入れます。ゴルフと同じ要領で、より少ない回数で入れることができたチームの勝利です。

ただし、相手チームのリングの上に自分のリングが重なってしまうと、ペナルティーがついてしまいます。投げる方向や距離などの駆け引きを楽しめます。

ディスクを投げる他のニュースポーツには、フライングディスクやディスクゴルフなどがあります。

安全にダーツを楽しめるマグダーツ

マグダーツは、マグネット製のダーツを用いるニュースポーツです。世代を問わず人気のダーツゲームを、どこでも安全に楽しむことができます。

通常のダーツ競技と同じルールでも楽しめますが、様々なルールにアレンジすることもできます。1人ひとりが無理なく楽しめるルールを考案してもよいでしょう。

本書で取り上げた4つ以外にも、柔らかいゴムボールを使用するソフトバレーボールや、テニスコートの6分の1のコートで行うバウンドテニス、カーリングを室内でも行えるように改良したカーローリングなど、様々な種類のニュースポーツがあります。

2　風船を使って安全に楽しくエクササイズ

風船を用いたゲームや運動が高齢者施設で大人気

デイサービスや特別養護老人ホームなどの高齢者施設では、風船を用いたゲームや運動がレクリエーションの定番になっています。

風船を使用すれば、屋内でも安全にゲームや運動を行えます。また、風船はボールなどに比べてゆっくりと動くのが特徴です。風船を代わりに用いることで、身体が不自由な人でも球技やスポーツを楽しむことができます。

高齢者施設だけでなく、介護予防サロンのレクリエーションとしても適しています。

特に人気のある風船ゲーム

風船を用いた運動やゲームには、数多くの種類があります。球技のボールの代わりに風船を使用するゲームは、その中でも特に人気があります。本書では、3つのゲームをピックアップします。

人気の風船ゲーム①：風船バレー

風船を用いてバレーボールを行うゲームです。円形にいすを並べて座り、風船を落とさないようにトスやレシーブをします。風船以外に道具が必要ないため、どこでも手軽に行えます。高齢者施設のレクリエーションの定番中の定番です。

人気の風船ゲーム②：風船ピンポン

風船を使って卓球を行います。通常の卓球は1対1で対戦しますが、テーブルをみんなで囲む集団ゲームとして行うこともできます。卓球のラケットがない場合には、うちわを代わりに用いることができます。

試合形式で点数を競い合ってもよいですし、ラリーが何回続くか記録にチャレンジしても楽しいです。

人気の風船ゲーム③：風船サッカー

いすに座った状態で、ゴールを目指して風船をシュートするゲームです。足を動かすエクササイズとして人気があります。風船がどの方向に飛ぶかわからないのが、逆に面白いポイントになっています。

テレビ番組などでたまに見かけるストラックアウトのように、ボールが飛んだ場所によって得点が変わるルールにすると、ゲーム性が高まり盛り上がります。

この3つ以外に、風船を使った野球やリレーも人気があります。また、風船バレーや風船サッカーは、様々なルールにアレンジすることができます。全員が楽しめるように、本来のルールに捉われることなく、様々なバリエーションを考案してみましょう。

細長い風船を使うゲームもある

丸い風船だけでなく、バルーンアート用の細長い風船を用いるゲームもあります。本書では、２つのゲームを紹介します。

細長い風船のゲーム①：風船ダーツ

ダーツの矢と的の代わりに、細長い風船を２本使用します。

２本膨らませた風船のうち、１本は矢として使用します。もう１本は、先端同士を結んで輪の形状にします。これを的として使用します。

１人が「的」を手に持ち、別の人が「矢」を投げて、的の中を通すことができれば成功です。

細長い風船のゲーム②：たすきリレー

ダーツの的と同様に、風船の先端同士を結んで輪の形状にします。今度は的ではなく、「たすき」として使用します。

いすを並べて座り、最初の人がたすきを首にかけた状態からスタートします。たすきを首から外して、次の人に受け渡します。次の人は、一度自分たすきを自分の首にかけてから再び外し、次の人に渡します。最後の人まで同じことを繰り返します。

この2つのゲームについては、拙著『笑って楽しい！　高齢者レクリエーション』（株式会社法研）で、やり方をイラスト付きでさらに詳しく解説していますので、そちらもご利用ください。

なお、大道芸人が細長い風船を口で膨らませているのを見たことがある人も多いと思いますが、口で膨らませるにはかなりの練習が必要です。

無理に息を吐き続けると頭がクラクラして危険なこともありますので、細長い風船を膨らませる際には、専用のポンプを使用してください。

3　今だからこそ見直したい手遊びとお手玉

ステイホーム中に行いたい手指の運動

新型コロナウイルス感染拡大の影響で、自宅で過ごす時間が増えました。第3章でもお話ししましたが、外出自粛期間中でも、なるべく運動をしたほうがよいです。自宅で十分広いスペースが取れない場合には、手指の運動をするのがおすすめです。

手や指は、日常生活の様々な動作と関連が深い大切な部位です。また、手指を動かすことで、脳の活性化も期待できます。

意外と侮れないジャンケンの力

手指を動かすためにできるのは、ジャンケン体操や後出しジャンケンなどの手遊びです。ジャンケンなんて子どもっぽいと思うかもしれません。しかし、グー・チョキ・パーのそれぞれの動きを素早くきちんと行うのは、意外と大変です。ジャンケンの動作を行えば、自然と手指の運動にもなります。

また、ジャンケンは世代を問わず誰でも知っているため、子どもたちとの交流行事やサロンのレクリエーションのネタとしても重宝します。

手指のトレーニングにもなるマジック

もっと大人向けの内容に挑戦したいと思う人には、カードマジックもおすすめです。入門レベルのマジックならば、誰でもマスターすることができます。

カードマジックでは、トランプを扱います。トランプを持つ・広げる・混ぜる・配るなどの基本中の基本の動作を身につけるだけでも、手指のトレーニングになります。

もちろん、もっと難しい技法に挑戦することもできます。コインマジックや四つ玉は、カードマジックの入門技よりは難しいですが、その分だけ手指を動かす練習にもなりますので、興味があればぜひ挑戦してみてください。

お手玉は昔を懐かしむことができて一石二鳥

おじゃみを用いたお手玉遊びも、手指の運動としておすすめです。わらべ歌やゆり遊び（お手玉投げ）は、子どもの頃に親しんだ人も多い伝承遊びです。

私が講演会で大道芸を披露した後に、お客さんから「子どもの頃にはお手玉を3つ投げることができた」と声をかけられることがあります。

お手玉にその場で挑戦してもらうと、意外と今でもできる場合が多いです。昔の楽しい記憶を思い出しながら、お手玉に挑戦してみてください。

お手玉の代わりにもなるスカーフ

おじゃみを投げるのが難しい場合には、ジャグリング用のスカーフを代わりに用いることもできます。インターネットなどでカラフルなスカーフを購入することができます。

スカーフは動きがとてもゆったりしているため、身体の不自由な人がお手玉遊びに挑戦するときに重宝します。

ジャグリング用のスカーフが入手できない場合は、見た目はあまりよくありませんが、ビニール袋を代わりに使うこともできます。

ジャグリング用のスカーフは、その存在自体があまり知られていません。デイサービスや特別養護老人ホームなどのレクリエーションに、ぜひ取り入れてほしい道具です。

4　軽スポーツとしても楽しめるジャグリング

ジャグリングをスポーツとして楽しむ人が増加中

先ほどのパートで、大道芸でおなじみの細長い風船を取り上げましたが、大道芸と言えばやはりジャグリングです。

最近では、誰かに芸を見せることを前提とせず、純粋なスポーツとしてジャグリングを楽しむ人が増えています。私が暮らしている京都にも多くのジャグラーがいますが、大道芸やパフォーマンスでジャグリングを披露している人はごく一握りです。

ジャグリングは元々曲芸なので、一筋縄ではいかない難しい技も多いですが、繰り返し練習すれば少しずつ確実に上達します。進歩が目に見えてわかるため、段階を踏んでゴールに近づいていくワクワク感があります。

このパートでは、シニア世代が軽スポーツとして取り組みやすいものを紹介します。

トスジャグリングは、物体を投げる芸の総称

大道芸人がボールやクラブ（こん棒）を華麗に操る姿を街でよく見かけます。３つ以上の物体を投げて操る芸を総称して「トスジャグリング」と呼びます。「トス」は、投げる（toss）という意

〔図表14　トスジャグリング〕

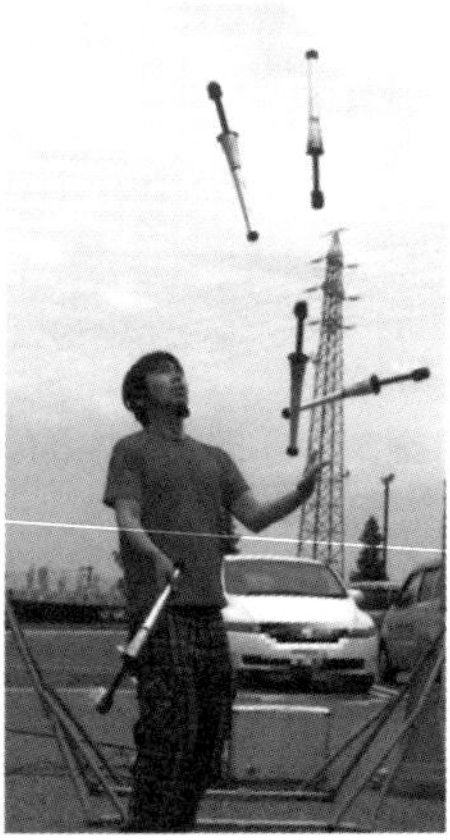

５本のトーチをジャグリングしている様子
回転と恐怖感がある分、難易度がぐっと上がります。
最初は３つのボールから練習を始めました。

味です。トスジャグリングのことを、単にジャグリングと呼ぶこともあります。

　トスジャグリングの道具には、ボール・クラブ・リングなどがあります。全く初めての人は、ボールから始めるのがおすすめです。ボールで基本的なパターンを身につけておけば、クラブやリングに応用することができます。

　３つのボールの最も基本的な技には、「カスケード」という名前がついています。まずはこの技の習得を目指しましょう。カスケードは、すべてのジャグリングの基礎と言っても過言ではありません。

ひもや棒で道具を操るジャグリング

　ジャグリングには、物体を投げる芸以外にも種類があります。ひもや棒で操る道具は、入門レベルの技ならば体力的な負担が少ないため、シニア世代の軽スポーツとしておすすめです。主なものは、①デビルスティック、②フラワースティック、③ディアボロです。

デビルスティックは、合計３本の棒を用いるジャグリングです。カラフルなセンタースティック１本と、一回り小さいハンドスティック２本を使用します。２本のハンドスティックを手に持ち、センタースティックをリズムよく叩きながら浮かび上がらせる曲芸です。

フラワースティックは、デビルスティックと非常によく似ていますが、センタースティックの両端に飾りがついています。また、フラワースティックのほうが、デビルスティックよりもゆったりとした動きになるのが特徴です。

ディアボロは、お椀が２つくっついたような形状をしたこまです。中国ごまと呼ぶこともあります。ひものついた棒（ハンドスティック）を使用します。ひもを用いてディアボロに強い回転をかけてから、様々な技を行います。まずはしっかり回転をかける練習から始めてみましょう。

その他に、シガーボックス・シェーカーカップ・ハット・ポイ・スタッフなどの道具があります。

5　見るのもやるのも楽しい日本の大道芸

ジャグリングとの融合で新たな表現が広がる日本の大道芸

日本の伝統的な大道芸も、シニア世代から根強い人気があります。季節を彩る行事の出し物として古くから親しまれてきたこともあり、全国の公民館に講座やサークルがあります。

近年、日本の大道芸に新しい風が吹いています。西洋のジャグリングとの融合が進み、今まで見たことのないような独創的な技や表現が次々と生まれています。

このパートでは、シニア世代の運動にも適した日本の大道芸の道具を3つピックアップします。

けん玉は多世代交流のきっかけに適した道具

最初に取り上げるのは、けん玉です。古くから親しまれてきた伝承遊びです。けん玉の技を確実に決めるには、膝を上手に使う必要があります。そのため、シニア世代の軽スポーツとしても適しています。

「糸なしけん玉」は、文字通り、剣と玉をつなぐ糸がないけん玉です。通常のけん玉の糸を外すだけで簡単に手づくりできます。糸がないので、様々な動きが可能になります。ジャグリングのようなダイナミックな技が次々と生まれています。

子どもたちとの交流の場でけん玉を教えるだけでなく、逆に子どもたちから新しい技を教えてもらうのも楽しいです。

お正月の縁起物としておなじみの傘回し

傘回しは、太神楽の曲芸として古くから親しまれています。海老一染之助・染太郎コンビの演技は今でも記憶に残っている人が多いと思います。軽い運動としても適しており、芸能ボランティアの団体を中心に根強い人気があります。

傘回しにも新しい表現が広がっています。２０１６年のジャグリングの日本大会の女子部門では、傘回しの演技が第３位入賞を果たしました。

高齢者施設の利用者と一緒に挑戦できる皿回し

３つ目に取り上げるのは、皿回しです。２０１８年に開催されたジャグリングの世界大会で、皿回しの演技を披露した日本人が優勝しました。皿回しは、日本発の新しいジャグリングとして、世界に広がりを見せています。

皿回しは、高齢者施設のレクリエーションや行事で、その場にいる全員が参加できる道具です。もちろん、皿を上手に回すためにはコツがあり、それなりに練習が必要です。

しかし、すでに十分な回転のついた皿を、他の人が持っている棒に移し替えるのは、実は難しくありません。高齢者施設を利用する皆さんに棒を持ってもらい、自分が回した皿を移し替える技に成功すると、とても盛り上がり、感動的な空気になります。

シニア世代の軽スポーツとしてだけでなく、高齢者施設の職員や、ボランティアで高齢者施設を訪問する人にもおすすめしたい道具です。

ここまで、軽い運動に適したジャグリングや日本の大道芸を紹介してきましたが、せっかく身につけた芸をどこかで披露したいと考える人も多いと思います。芸能ボランティアの魅力については、第6章で改めて取り上げます。

6　体操を始めたいときは、まず自分の街のホームページをチェック

全国で次々と生まれる介護予防体操

運動と言えばやはり体操ですよね。最近、全国の自治体で独自の介護予防体操が次々と誕生しています。体操を始めたいと思ったら、まずはお住いの自治体のウェブサイトを確認してみましょう。

新しい体操が次々と生まれる背景にあるのは、２０１４年度に行われた介護保険制度の改正です。生活支援や介護予防の推進が新たな柱として加わりました。

ＮＰＯやボランティアを含めた様々な主体が生活支援や介護予防の役割を担い、市町村を核とした支援体制を構築することになりました。そのため、介護予防に役立つ体操を新たに考案する自治体が増えました。

サロンに参加してみよう

本書の第３章・第４章でお話ししたように、介護予防や生きがいづくりには、地域での交流が役立ちます。交流の場として、住民ボランティアが中心となって運営するサロンが全国的に増えてい

ます。

サロンでは、ただ集まっておしゃべりするだけでなく、体操の時間を設けていることが大半です。体操を始めたいけれども１人では続ける自信がないという場合には、近所のサロンに一度参加してみるのがおすすめです。

体操のリーダーを養成する自治体も

２０１４年度の介護保険制度改正のもう１つの目玉は、健康なシニア世代にも生活支援や介護予防の役割の担い手になってもらうように位置づけたことです。

第４章でお話ししたように、地域での役割があると、生きがいにもつながります。地元住民の中から介護予防の体操のボランティアリーダーを養成し、地域での実践と普及の役割を担ってもらう自治体もあります。

要介護認定率の上昇が抑えられた自治体も出てきており、今後も同じような取り組みを行う自治体が増えていくことが予想されます。

自分自身の健康増進になり、生きがいづくりにもつながれば、まさに一石二鳥です。もし体操を通じたボランティアに関心があれば、お住いの自治体でリーダーを養成していないか問い合わせてみてください。

7　口腔ケアをレクリエーション感覚で行える「山科わっはっは体操」

口腔ケアに必要な動作を楽しくアレンジ

新しく生まれた介護予防体操の中に、「山科わっはっは体操」があります。京都市山科区役所と私が共同で考案した体操です。

この体操は、レクリエーション感覚で楽しく介護予防に取り組むことを目指したものです。その名の通り、笑いの要素を取り入れた体操であることが大きな特徴です。

山科わっはっは体操の創作には、私も参加しました。京都市山科区役所に所属する歯科衛生士・職員の皆さんとともに、口腔ケアに必要な動作をピックアップしました。

その後、それぞれの動作を楽しく行えるように、アレンジを加えていきました。

山科区に在住のボランティアの皆さんに実際に体操を試してもらい、意見をもらって修正を重ねました。最終的に5つの体操が完成しました。

口腔ケアは介護予防の要

口の健康は、介護予防の要です。口腔には、食べる・呼吸をする・話す・表情をつくるなど、生きていくうえで大切な機能がいくつもあります。

〔図表15　口腔機能は健康の要〕

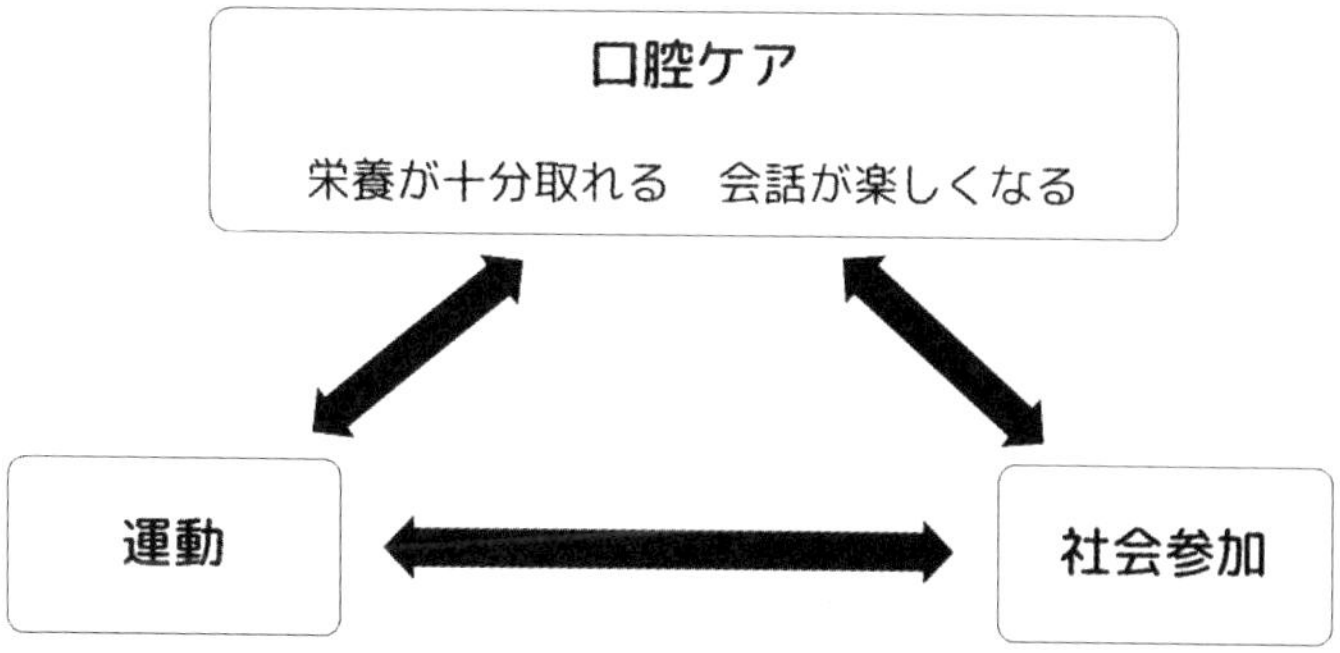

口腔機能が低下すると、虫歯、歯周病や口臭といった問題が起きるだけでなく、誤嚥性肺炎や虚血性心疾患、脳梗塞と言った命に関わる病気につながる恐れがあります。口腔ケアは高齢者のＱＯＬ（生活の質）の維持に必要不可欠です。

口腔ケアを適切に行うことによって、食事や会話をしっかり行えるようになり、様々な病気の予防にもつながります。

長寿のための３大要素は、栄養、運動、社会参加です（第３章参照）。それぞれの要素は、図表15のように密接に関連しています。

口腔機能がしっかりして栄養が十分に取れれば体力も増し、運動への意欲が高まります。運動を通じて気力が充実すると、地域社会に積極的に関わっていこうと思えるようになります。口腔ケアが長寿の土台であると言っても、決して過言ではないのです。

また、会話を楽しむためにも、口腔ケアが重要です。

山科わっはっは体操の5つの内容

山科わっはっは体操は全部で5つあります。体操をすべて行っても、10分から15分程度で終わります。

①パ・タ・カ・ラ競争

まず、「パ・タ」と言いながら手を叩きます。次に、「カ・ラ」と言いながら膝を叩きます。これを10回続けます。慣れてきたらスピードを速くして、誰が一番早く言えるか競争します。

パ・タ・カ・ラと発声することによって、物を口に入れてから飲み込むまでに使う筋肉を効率よく鍛えることができます。楽しく発声できるようにゲーム形式にアレンジしました。

②肩を回して早口言葉

両肩を回しながら「赤パジャマ・青パジャマ・黄パジャマ」と3回言います。

早口言葉は舌を動かすのに効果的です。2つのことを同時に行うことで、脳の活性化にもつながります。

③舌先3・3・7拍子

最初に、「1・2・3」のリズムに合わせて上唇を舌先でタッチします。次に「1・2・3」のリズムに合わせて、舌を下に突き出します。最後に「1・2・3・4・5・6・7」にリズムに合わせて左右の口角を舌先でタッチします。

④ハヒホで笑ってストレッチ

まず、目と口を大きく開き、「ワッハッハ」と笑います。次に手を横に広げ、口も横に広げながら、「イッヒッヒ」と笑います。最後に両手を上に上げ、口を大きく縦に広げながら「オッホッホ」と笑います。

お腹から声を出すのと同時に、胸や肩周りを広げる体操も兼ねています。

⑤動物顔まね

まず、ライオンになりきったつもりで目と口を大きく開き、その表情を10秒間キープします。次にタコになりきったつもりで目を大きく開き、口をすぼめて10秒キープします。最後にフグになりきったつもりで口を大きくふくらませ、10秒キープします。

顔まねをすることで表情筋をたくさん動かすことができます。

体操の中には、難易度の高いものもあります。最初から上手にできなくても全く問題ありません。何回か挑戦してみて、上達を実感してきたら、口の動きがよくなってきた証拠です。気楽に続けてください。

元々は山科区民のためにつくった体操ですが、全国に広まることを願っています。

かわいい動画も公開中

京都市のYouTubeチャンネル「きょうと動画情報館」において、山科わっはっは体操の動画も公開中です。京都市山科歯科医師会のご協力のもとで、京都市山科区役所が制作したものです。体操の効果をわかりやすく解説した動画になっています。とてもかわいらしい動画ですので、ぜひ一度ご覧ください。

なお、山科わっはっは体操は発声を伴う体操です。複数の人と一緒に行う場合には、十分な距離を取り、飛沫感染対策に気をつけながら行ってください。自宅で動画を見ながらひとりで行っても十分楽しい内容です。

8 「笑いヨガ」は、笑いと腹式呼吸のエクササイズ

笑う動作から入るのが「笑いヨガ」

インドで生まれ、世界中に広がっている「笑いヨガ」という体操があります。笑いヨガは、お腹から声を出して笑う効果に着目して考案されたユニークな体操です。テレビや雑誌などでよく取り上げられています。

誰でも同じように笑いを生み出すことが可能で、シニア世代の皆さんにも取り組みやすい体操です。実際に、全国の老人クラブ・デイサービス・特別養護老人ホームなどで、笑いヨガを導入する

場所が増えています。

笑いと腹式呼吸のエクササイズ

笑いヨガは、笑いの動作とヨガの腹式呼吸の要素を組み合わせたものです。本式のヨガと異なり、辛そうなポーズを取ることはなく、誰にでも取り組みやすい体操になっています。

そして、笑いヨガの一番の特徴は、最初はつくり笑いとして「ハハハ」と声を発するところからスタートするにも関わらず、徐々に楽しくなってきて本当の笑いが生じてくるところにあります。その不思議な効果を一度体験してみてください。

笑いヨガの発祥

笑いヨガは、１９９５年にインドの家庭医であるマダン・カタリア氏が考案した体操です。カタリア氏は、地域住民に健康についての情報を発信するための雑誌を発行していました。雑誌の取材の中で、笑いには様々な効用があることを知り、みんなで笑い合う「笑いクラブ」をつくることにしました。

笑いクラブは、最初は5人からスタートしました。クラブではジョークやユーモアを言い合って笑っていたのですが、10日ほどすると問題が生じました。笑いのネタがつき、他人の悪口や下品なジョークを言って笑おうとする人が現れました。それを不快に思った人から、こんな状況ならクラブを続けるべきではないという批判が出ました。

この状況を改善するためにどうすればよいかと悩んだカタリア氏は、ある本に「身体には本物の笑いとつくり笑いの区別がつかない」と書かれているのを目にします。それならば、つくり笑いをベースとした笑いの体操を行えばよいと思いつき、クラブで試してみたところ、非常に好評でした。

その後、どんな人でも無理なく笑えるように様々な改良を加え、現在の笑いヨガの形へと進化していきました。

笑いヨガのウォーミングアップ

笑いヨガでは笑いを取り入れた様々な体操を行いますが、本格的に体操を行う前にウォーミングアップとして3つのことを行います。

まず、手拍子と動きに合わせて「ホッホッハハハ」とかけ声をかけます。次に深呼吸をします。深呼吸が終わったら、子ども心に帰るおまじないとして、「いいぞ、いいぞ、イエーイ」とかけ声をかけます。

肯定的な言葉をあえて使ってみるのがポイントで、ちょっと戸惑う人もいるかもしれませんが、言っているうちに不思議と気分が明るくなります。

それぞれの地域で、「ベリーグッド」を意味する方言に変わることもあります。ちなみに、関西では「ええやん、ええやん、イエーイ」です。

笑いヨガの主な種類

3つのウォーミングアップが終わったら、いよいよ体操の本番です。笑いヨガには数多くの体操があり、その場の雰囲気に応じていくつかの体操を行います。主な体操を紹介します。

①ナマステ笑い

インドの挨拶のポーズをしながら「ハハハ」と笑います。

②1メートル笑い

「エー」と言いながら、インドの人が尺を測るジェスチャーに見立てた動きをします。最後に、腕を大きく広げながら「ハハハ」と笑います。

③アロハ笑い

まず、「アロー」と長く声を出して全身を伸ばします。その後に、腕をゆっくり下ろしながら「ハハハ」と笑います。

④携帯電話笑い

誰かと携帯電話で話をしているイメージをしながら笑います。

⑤メンタルフロス笑い

頭の中に糸を通して掃除するようなジェスチャーをしながら、「ハハハ」と笑います。

他にも数多くの体操があります。

それぞれの体操には、体を動かす・他の人と打ち解ける雰囲気をつくる・ポジティブな事柄に目を向けて気分転換をはかるなど狙いがあります。最後にリラクゼーションを行います。

笑いヨガを学ぶには

笑いヨガは、世界中どこの国でも、「笑いヨガリーダー」の資格を持つ人が、「笑いクラブ」を通じて広げていきました。

声を出して笑うため、２０２０年3月以降は、新型コロナウイルス感染拡大防止の観点から、Zoom や SNS を使ったオンラインでの活動が中心となっています。

日本笑いヨガ協会などが、指導者になりたい人のための笑いヨガリーダー養成講座、やってみたい人のための笑いヨガ基礎講座、高齢者のための笑いヨガ講座などを開催しています。ストレス解消やつながりに有効な、笑いヨガの力を感じてみてください。

9　YouTube を活用して自宅で運動しよう

自宅での体操に YouTube が活用できる

すでに何度もお話していることですが、外出自粛期間中であっても、自宅で体操をしたり、たまに散歩に出かけたりするなど、できる範囲で運動を続けることが大切です。

自宅で体操をしてみようと思ったときに、ぜひおすすめしたいのが、YouTube の活用です。最近ではシニア世代向けの体操の動画も数多く公開されています。

YouTubeなら実際の動きをその場で見ることができるので、自宅で１人でも気軽に体操を行うことができます。自宅にいる時間が増えた今だからこそ、YouTubeを活用してみるチャンスです。

YouTubeを見る方法

YouTubeを見るには、主に３つの方法があります。

①スマートフォンやタブレットを使用する
②パソコンを使用する
③テレビを使用する

この中で一番簡単なのは、スマートフォンやタブレットを使用する方法です。ほとんどのスマートフォンやタブレットにはYouTubeのアプリが予めインストールされています。アプリを開いて、「体操」で検索してみましょう。

自宅でインターネットを使えれば、パソコンから動画を見ることもできます。インターネット回線を利用した「インターネットテレビ」をお持ちの場合は、テレビからYouTubeを見ることができます。

スマートフォンやタブレットはとっつきにくいイメージを持つシニア世代も多いです。ぜひ家族や周りの人が使い方のサポートをしてください。一度慣れてしまえば操作は決して難しくありません。体操だけでなく、シニア世代に役立つ様々な情報に触れることができますよ。

介護系YouTuberも出現

最近では、介護や介護予防の世界でも、チャンネル登録者数が1万人を超える人気YouTuberが生まれています。

介護エンターテイナー・石田竜生氏も、その1人です。石田氏は作業療法士の国家資格を持つ介護のプロです。お笑い養成所を卒業したお笑い芸人でもあります。リハビリのノウハウに笑いの要素を取り入れた楽しい体操の動画を多数公開しています。

石田氏以外にも、作業療法士・理学療法士・介護福祉士などの資格を持つ人がYouTubeチャンネルを開設しています。体操の動画も、今後ますます充実していくことでしょう。

YouTubeを活用する3つのコツ

自宅での体操にYouTubeを活用するコツを、石田氏が教えてくれました。3つのコツを紹介します。

①自分に合うものを見つける

体操は続けることが大切です。YouTubeには様々な体操の動画があります。色んなものを試してみて、自分に合った内容を見つけるのが、続けるためのコツです。

②道具を用いる場合は、身近なものを

体操の中には、道具を用いるものもあります。道具を使う場合には、ペットボトルや100円ショップのグッズなど、入手しやすい身近なものを使うのがおすすめです。

③無理のない範囲で

無理をしてけがをしては元も子もありません。楽しく続けられるように、無理のない範囲で体操を行うようにしましょう。

10　自然と触れ合い、季節を感じよう

ウォーキングで四季の変化を実感

第5章では、様々な体操や運動を紹介してきましたが、ウォーキングもぜひおすすめしたい運動です。特別な道具も必要なく、すぐに始めることのできる有酸素運動です。

自然の中を歩くと、森林浴の効果も期待できます。都会に住んでいる人も、できれば大きな公園などの自然のある場所に歩いて出かけてみてください。木々や季節の花を眺めながら、四季の変化を実感するだけでも、よい気分転換にもなります。

寺社仏閣や植物園を訪ねてみよう

大きな公園だけでなく、お寺や神社、植物園も自然を感じることができる場所です。

私は植物園で大道芸をする機会が多いですが、近所の高齢者施設の利用者が職員と一緒に散歩に来ているのをよく見かけます。利用者の皆さんが穏やかな笑顔でいることがほとんどです。

生涯学習に関心のある人は、お寺・神社・植物園にウォーキングに出かけた後に、そこで見つけた小さな疑問を調べてみるのがおすすめです。

古くから伝わる風習や建築様式、初めて見た花などの知識が増えると、ウォーキングの時間がますます楽しくなります。

遠くに行けなくても、家の近所に楽しみがいっぱいあることに改めて気づくはずです。

運動にもなる畑仕事・園芸

畑仕事と園芸も、自然と触れ合える活動として、シニア世代から高い人気があります。畑仕事や園芸は、よい運動にもなります。私が何度か訪問したデイサービスの経営者から、郊外で借りている畑で行う農作業の時間がとても好評だという話を聞きました。

とは言っても、畑は気軽に借りられるものではありません。花や植物を育ててみるのもおすすめです。

集合住宅にお住まいであるなどの理由で、自宅で園芸ができない場合でも、シルバー人材センターで園芸の仕事をあっせんしている場合があります。もし興味がある場合は、地元のシルバー人材センターに問い合わせてみてください。

第6章

心が元気になる音楽&表現活動

1　太古の昔から知られていた音楽と笑いの力

第6章では、心が元気になるような様々な表現活動について取り上げます。

前半は、表現活動の中でも特に人気の高い音楽活動を取り上げます。

後半では、笑いの芸能とも関連の深い、言葉を用いた表現活動や、芸能ボランティアの魅力を紹介します。

音楽の癒しの力

様々な生きがい活動の中でも特に人気があるのが、音楽に関連した活動です。

音楽に人を癒す力があることは、誰もが経験的に知っていることです。泣いている赤ちゃんをあやすために子守唄を歌うのは、世界中で見ることができる風習です。

キリスト教の文化圏では、祈りの際に賛美歌を歌います。日本にも、盆踊りなど、歌って踊ってきずなを深める風習が今でも残っています。

もっと身近な例で言えば、嫌なことがあったときに、好きな音楽を聞いたらすっきりしたという経験を、誰もが一度はしたことがあるはずです。私たちの生活と音楽はもはや切っても切れない関係です。

天照大御神の神話

日本には、天照大御神（あまてらすおおみかみ）の神話があります。

天照大御神は、太陽の神です。弟のスサノオのあまりの横暴ぶりに怒った天照大御神が、天岩戸という洞窟に隠れてしまいました。太陽の神が隠れてしまったことで、世の中が真っ暗になりました。天岩戸から天照大御神に出てきてもらうために、天鈿女命（あめのうずめのみこと）がにぎやかな歌舞で八百万の神々を大笑いさせました。その様子が気になった天照大御神が岩戸の扉を開けて外に出てきたため、世界に太陽が戻ったという伝説です。

このような神話が今でも語り継がれているのは、日本で古くから笑いや音楽を大切にしてきた何よりの証です。

2　認知症の行動・心理症状に音楽が役立つ

心身の健康に音楽を活かす「音楽療法」

音楽の力を用いて、心身の健康を回復・維持・向上する方法の研究も盛んに行われています。そのような目的で音楽を活用することを「音楽療法」と言います。

第二次世界大戦後のアメリカで、帰還兵の慰問やリハビリのために音楽を活用したことが、音楽療法のルーツだと言われています。日本を始めとした世界各国で、音楽療法士の資格認定制度があります。

音楽療法では、単に音楽を鑑賞するだけでなく、音楽療法士と一緒に歌ったり、マラカスなどの楽器を演奏したりするなど、様々な活動を行うことが多いです。

認知症の行動・心理症状に音楽が効果的

読者のみなさんの多くは、音楽療法が認知症に効果的なのか気になるのではないでしょうか？

第3章でお話しした通り、認知症には「中核症状」と「行動・心理症状」の2つの症状があります。このうち、行動・心理症状については、音楽療法が効果的であることがわかっています。中核症状については、まだはっきりとしたことはわかっていないのが現状です。

それでは、なぜ認知症の行動・心理症状に音楽療法が役立つのでしょうか？　主に3つの理由が考えられます。
①有酸素運動になる
②回想法としての効果がある
③認知機能への刺激になる
音楽療法では実際に声を出して歌うこともあります。お腹から声を出すのは、有酸素運動と同じような効果が期待できます。

また、懐メロや童謡を用いると、若いころの記憶が蘇ります。ある種の回想法となり、気分の安定に役立ちます。

そして、歌ったり楽器を演奏したりするのは、知的な作業としての一面もあります。リズムや音程が合っているか確認し、即座に修正することが大切です。これだけでも認知機能の刺激になります。

（参考文献：佐藤正之（２０１７）『音楽療法はどれだけ有効か：科学的根拠を検証する』株式会社化学同人）

3　音楽と運動の相乗効果

三重県で行われた認知症予防プロジェクト

有酸素運動は認知症予防に役立ちます。有酸素運動と音楽を組み合わせることで、より大きな効果が出る可能性があることを実証した研究が、日本で発表されました。

佐藤正之氏らの研究グループが、三重県の２つの町で暮らす65歳以上の健康な人を対象として、1年にわたる介入研究を行いました。研究に参加した人は、

①体操と音楽を組み合わせた「音楽体操」を週１回行うグループ

②普通の体操を週１回行うグループ

③特に何もしないグループ

に分かれ、認知機能を始めとした様々な数値の変化を調べました。

音楽体操が最も効果的

1年後に効果を検証した結果、認知機能のスコアについては、音楽体操を行ったグループが最もよい効果が出ました。音楽と組み合わせることで、身体を動かしやすくなり、有酸素運動の効果が高まったものと考えられます。

（出典：佐藤正之（2017）『音楽療法はどれだけ有効か：科学的根拠を検証する』株式会社化学同人）

4 音楽をより身近に感じる方法

カラオケや合唱をしたいけれども…

お腹から声を出して歌うカラオケや合唱は、音楽の効果を身近に感じることができる方法です。しかしながら、新型コロナウイルスは飛沫感染が心配です。みんなで集まってカラオケや合唱をするのが難しくなってしまいました。

また、デイサービスなどの高齢者施設の中には、音楽療法士や演奏家が定期的に訪問してレクリエーションを実施する施設もありますが、外部からの訪問を中止している施設も多いです。

〔図表16　音楽レクリエーションで役立つ鈴〕

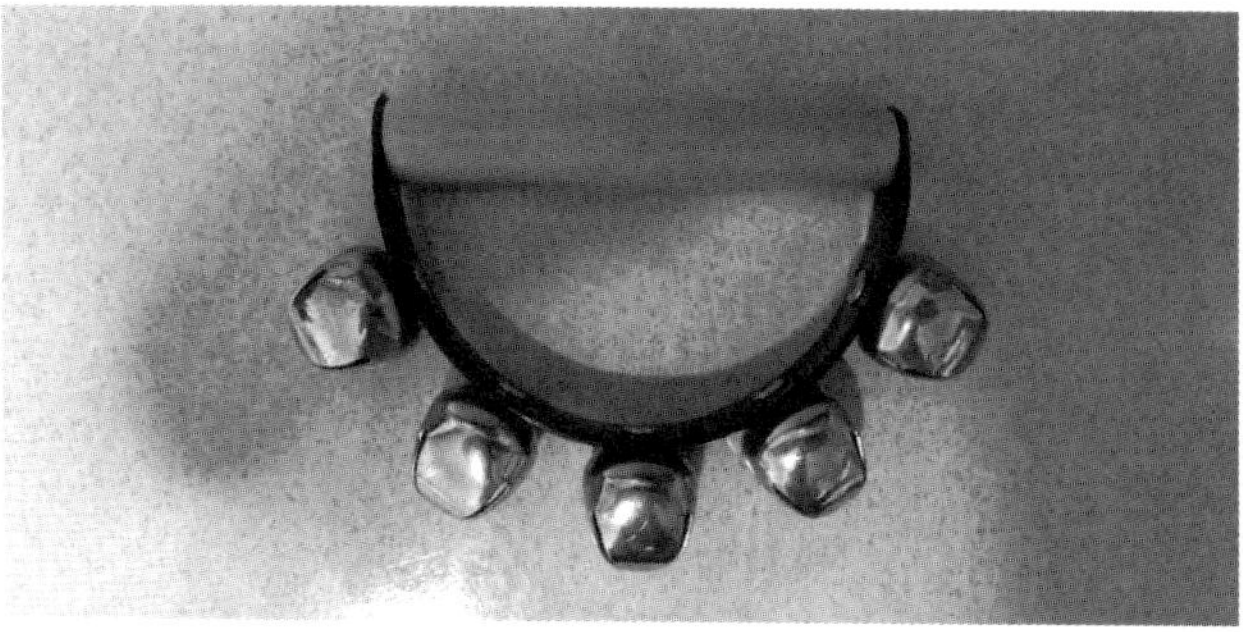

手持ちの鈴を用いることで、全員が演奏に参加できます。
大道芸やマジックで、拍手の代わりに鈴を鳴らすこともできます。
高齢者施設のレクリエーション用に用意すると便利です。

新型コロナウイルスは、音楽に親しむ時間にも大きな影響を与えています。そのような状況で、音楽を少しでも身近に感じる方法を３つ紹介します。

懐メロで回想レクリエーション

高齢者施設や老人福祉センターでは、懐メロや童謡が人気です。懐メロや童謡を大人数で歌う代わりに、曲名を当てるイントロクイズを行うことができます。インターネットを利用して当時の流行を調べて、クイズをつくってみてはいかがでしょうか？

懐メロや童謡は、昔の楽しい記憶を思い出すことにつながります。

イントロクイズを行った後に、過去の楽しい思い出を語り合う回想レクリエーションを行うこともできます。

手持ちの鈴で一緒に演奏

高齢者施設を利用する人の中には、楽器を演奏するのは難しいけれども、一緒にリズムを取りたいと望む人も多いです。

そんなときにぜひおすすめしたいアイテムが、手持ちの鈴です。音楽の演奏に合わせて、好きなタイミングで鈴を鳴らすと、一緒に参加して楽しむことができます。

また、手持ちの鈴は、マジックや大道芸の鑑賞時にも利用することができます。手の動きが不自由で拍手することが難しい場合でも、鈴を手に持って鳴らすことができれば、拍手の代わりにコミュニケーションを取ることができます。私も高齢者施設で大道芸を披露する際に鈴を持参しています。

音楽配信サイトの活用

今は何でもスマートフォンの時代です。この何年かの間に、音楽配信サービスが充実してきました。YouTube Music Premium や Amazon Prime Music、Apple Music などの有料配信サービスを使用すれば、様々な音楽と触れ合うことができます。

体調が思わしくなく、テレビ画面がうるさく感じる場合でも、ゆったりとした音楽を聴くとリラックスできることがあります。

なお、通信容量が大きくなる場合がありますので、スマートフォンの料金を従量課金制にしている場合には、通信容量が増え過ぎないようにご注意ください。

5　和歌・言葉遊びは大人こそ楽しめる表現活動

日本に数多くある言葉の文化

シニア世代向けの創作・表現活動としておすすめしたいのが、和歌と言葉遊びです。

日本は言葉にまつわる文化が古くから発展してきた国です。日本語には読み方が同じで意味が異なる言葉（同音異義語・同訓異字）が多く、それを用いた「かけ言葉」を楽しむ様々な文化が育まれてきました。

和歌はともかく、言葉遊びなんて子どもの遊びだと思う人も多いかもしれませんが、決してそんなことはありません。むしろ、言葉をたくさん知っている大人の方が楽しめる知的な表現活動です。

ここからは、シニア世代にも人気の高い言葉の文化を紹介します。

様々な種類の和歌

日本の風情を表現する和歌は、いつの時代も人気があります。

①短歌

五・七・五・七・七の31文字からなる短い文芸です。短歌のことを和歌と呼ぶこともありますが、日本の歌全般を表すのが和歌の本来の意味です。短歌を用いた遊びとしては、お正月に行う百人一首が有名です。

②俳句・川柳

五・七・五の17文字からなる短い文芸です。俳句には季語が必要ですが、川柳には季語がありません。

俳句と川柳の起源は異なり、本来は全く別のものです。しかし、五・七・五の形式が似ていることもあって、現代では明確な違いがわかりにくくなっています。日常の悲哀をユーモラスに詠んだシルバー川柳やサラリーマン川柳が大人気です。

③都都逸（どどいつ）

七・七・七・五の26文字からなる文芸です。男女の機微がテーマになることが多いです。ナイツの師匠である故・内海桂子氏が得意な芸としても有名です。都都逸をTwitterに投稿する「ドドツイ」が流行したこともありました。

子どもに人気の言葉遊び

言葉遊びは、子どもが言葉を覚えるのに役立つ遊びですが、大人も楽しめるものが多いです。世代を超えて楽しめる言葉遊びの代表的なものを取り上げます。

①しりとり

「あいさつ→つみき」のように、直前の言葉の最後の文字（つ）で始まる別の言葉をつないでいく遊びです。高齢者施設のレクリエーションとしても根強い人気があります。

②逆さ言葉

「しょうぼ↓ぼうし（帽子）」のように、普通とは反対の順番で言葉を読み上げる遊びです。ホワイトボードを用いたレクリエーションのレパートリーに加えておくと、様々な場面で役に立ちます。

③ダジャレ

「ふとん（布団）がふっとんだ（吹っ飛んだ）」のように、非常によく似た響きの言葉をかけて楽しむ言葉遊びです。見事なダジャレには知性すら感じますが、その一方で、あまり連発しすぎると、寒い人だと思われてしまいます。

ダジャレで笑わせるのは、意外と高度なことなのかもしれません。

④なぞなぞ

なぞなぞは一種のクイズです。ただし、論理的に考えた結果が正解になることはめったになく、ダジャレやかけ言葉が正解になることが大半です。高齢者施設のレクリエーションとしても人気があります。

大喜利で人気の言葉遊び

言葉遊びの中には、寄席の大喜利のお題としてよく出題されるものもあります。大喜利系の言葉遊びは、創作にチャレンジしても楽しめるものばかりです。

①折句

1つの詩や句の中に、別の意味を持つ言葉を織り交ぜる遊びです。その中でも、句の頭の文字を使って作文する遊びが「あいうえお作文」です。新聞のテレビ欄で、縦読みすると別のメッセージが現れることがあります。これも折句の一種です。

②なぞかけ

「○○とかけて、△△ととく。その心は、どちらも□□です」という形式の言葉遊びです。最後の□の部分には、同音異義語が入ります。ねづっち氏や落語家の得意ネタとして有名です。なぞかけの魅力とつくり方については、別のパートで詳しく解説します。

③回文

頭から読んでも最後から読んでもまったく同じ読み方で、意味も通じる文章が回文です。「しんぶんし（新聞紙）」や「たけやぶやけた（竹藪焼けた）」といった回文は、ほとんどの人が知っていると思います。

大人から子供に受け継ぎたい言葉の文化

最近、若い世代を中心に、SNSで人を傷つける言葉を使う場面をよく見かけるようになりました。相手の立場に寄り添った言葉に触れる機会が減っていることが原因ではないかと、私は感じています。

和歌や言葉遊びを通じて、子どもたちが豊かな言葉を育むことができます。シニア世代のみなさんが和歌や言葉遊びに親しんで、子どもたちにもその楽しさを伝えてほしいと私は願っています。そして、和歌や言葉遊びは、脳トレにも最適です。脳トレ効果については、次のパートで詳しく解説します。

6　和歌・言葉遊びの脳トレ効果

和歌・言葉遊びの４つの脳トレ効果

シニア世代の脳トレに和歌や言葉遊びがもってこいの理由を、改めて解説します。和歌や言葉遊びに取り組むことで、４つのことを自然と行うことができます。

①言葉を思い出すトレーニング
②連想力・想像力を働かせるトレーニング
③知識・教養が増える、④楽しいことを探す

それぞれの項目について、さらに詳しく説明していきます。

①言葉を思い出すトレーニング

和歌や言葉遊びは、言葉を中心とした文化ですから、知っている言葉の数が多いほど楽しめます。

和歌や言葉遊びを楽しもうと思えば、自然と語彙力が増えます。また、普段あまり使わなくて忘れていた言葉を思い出すトレーニングにもなります。

言葉を思い出すことが特に重要なのは、しりとりや回文です。子どもと一緒に、しりとりや回文づくりを楽しんでみましょう。

②連想力・想像力を働かせるトレーニング

言葉遊びでは、1つの言葉から派生して色々な言葉を連想したり、音の響きが似ている言葉をいくつも思い浮かべたりする必要があります。言葉遊びは、連想力のトレーニングになります。

連想力を特に必要とするのは、なぞかけです。和歌などの創作を伴うものは、想像力も重要です。言葉で情景を表現する豊かな感性が大切になります。

③知識・教養が増える

言葉の背景には、様々な歴史や文化があります。1つの言葉を知るたびに、知識や教養も深まります。

創作を伴うもの全般にこのような効果があります。

私はネタづくりのトレーニングの一環として、毎日なぞかけをつくっています。なぞかけをつくる前に比べて、歴史や地理、時事問題などの知識が増えました。

④楽しいことを探す

和歌や言葉遊びを行うことがきっかけで、今まで気づくことのなかった日常生活のささいな変化にも敏感になります。

特に、笑いやユーモアのある作品をつくることを意識すると、日常生活の中でネタになるような楽しいことを探すようになります。

日々の暮らしの中では、実際には楽しいことも嫌なことも同じくらいの割合で起こっているのですが、楽しいことに目を向けられるようになると、毎日が楽しく感じられるようになります。

7　なぞかけづくりに挑戦しよう

コツをつかめば誰でもなぞかけ名人に

先ほど紹介した言葉遊びの中でも、大人向けのイメージが特に強いのが、なぞかけです。寄席の大喜利の定番ネタとして発展してきた歴史もあり、シニア世代に人気があります。私はまじめな講演会の小休憩として、なぞかけクイズを行っていますが、毎回大好評です。

実は、コツをつかめば、誰でもなぞかけをつくれるようになります。慣れないうちは難しく感じるのですが、だからこそ、脳トレの効果も期待できます。ぜひなぞかけづくりに挑戦してみてください。

〔図表17　なぞかけとは〕

A（お題）　とかけて

B（回答）　ととく。その心は？

→どちらも　C（オチ）　です。

※オチには同音異義語が入ります。

具体例

ハサミ　とかけて

洋服　ととく。その心は？

→どちらも　きる（切る・着る）　ものです。

〔図表18　なぞかけのつくり方〕

1．お題（A）が与えられる

※具体例　洋服

↓

2．オチ（C）の候補を考える

※シャツ・ズボン・パンツ・着る・脱ぐ・ボタン・スーツ

↓

3．オチを決める

※　きる（着る・切る）

↓

4．回答（B）を考える

※　ハサミ

なぞかけの形式

改めてなぞかけの形式についておさらいします。

A（お題）とかけて、B（回答）ととく。その心は、C（オチ・同音異義語）です。

という形で、オチに来る同音異義語を考えるのがなぞかけです。

具体的には、こんな感じです。

洋服（お題）とかけて、ハサミ（回答）ととく。その心は、きる（着る・切る）もの（オチ）です。

例を使って、なぞかけのつくり方を見ていきましょう（図表17、18）。

なぞかけづくりの2つのポイント

プロの芸人のようになぞかけをつくれるようになるためには、絶対に押さえておきたい2つのポイントがあります。

①お題（A）が与えられたら、まずオチ（C）から考える

②オチの候補になるのは、連想ワード

「洋服」というお題が与えられたら、次は「〜〜（B）ととく」（回答）の部分を考えるのが当たり前だと思った人がほとんどではないでしょうか？

実は、この順番で考えると、ものすごく難しくなります。お題の次は、オチを考えるのがプロのやり方です。

先にオチを決めてしまう

お題が決まったら、先に考えるのはオチの候補です。そして、オチを考えるために必要なのは、連想力です。

先ほどの例のお題は「洋服」です。まず考えるのは、洋服から思いつく連想ワードです。連想ワードを思いつく限り紙に書いてください。

シャツ・ズボン・パンツ・着る・脱ぐ・ボタン・スーツ…

連想ワードが出尽くしたら、今度は、その中に他の意味の同音異義語があるものを探します。

着る→きる→切る

「着る」という言葉には、「切る」という同音異義語があります。

なぞかけのオチは同音異義語という鉄則があります。ですから、「きる（着る・切る）」という言葉は、オチになります。

そこで、最初に「きる（着る・切る）」をオチに決めてしまうのです。

オチが決まってから回答（B）を考える

オチが決まってから、「〜〜（B）ととく」の部分（回答）を考えます。その際にも、連想力が大切です。

今度は、「切る」という言葉から、連想する言葉を1つでよいので思い浮かべます。切るものと言えば、ハサミですね。ハサミを思い浮かべることができれば、これが回答（B）になります。

そして、なぞかけの形式に従って、言葉の順序を並べ替えると、なぞかけの完成です。

ここまで説明したようなプロの考え方を理解しても、慣れないうちは少し難しいです。しかし、何個もなぞかけをつくっていくうちに、言葉を思い出せるようになってきて、段々楽しくなってきますよ。

なぞかけを知ると、他の大喜利も楽しくなる

寄席やテレビ番組の笑点では、大喜利のコーナーが大人気です。大喜利のお題の中には、なぞかけの考え方を知っていると回答がつくりやすくなるものがたくさんあります。実際に自分で回答をつくってみると、プロの芸人の巧みさもわかるようになります。

なぞかけに親しんで、寄席の文化も楽しみましょう。

8　緊張を乗り越え自信がつく！　芸能ボランティアの魅力

身につけた特技を披露する芸能ボランティア

シニア世代に人気の生きがい活動の中には、芸能ボランティアとして、他の人に披露するのに向いているものもあります。一生懸命練習して身につけた芸や特技で色んな人に喜んでもらえれば、ますます練習にも熱が入ります。

芸能ボランティアの代表的なものには、日本舞踊・フラダンス・皿回し・南京玉すだれ・マジック・パネルシアターなどがあります。他にも様々な種類がありますので、もし興味があれば、思い切って挑戦してみてはいかがでしょうか？

入門大道芸に挑戦

私は、シニア世代を対象とした入門大道芸ワークショップを開催したことがあります。マジック・バルーンアート・ジャグリングに挑戦していただきました。

マジックとバルーンアートは、全員が完璧にマスターしました。1日の最後に習得した芸を発表してもらいましたが、ちょっとしたアレンジの中から、1人ひとりの個性を垣間見ることができました。ただ、ボールのジャグリングだけは、1日でマスターするのは難しかったようです。もう少し長い練習時間が必要だったかなと思います。

大道芸の技を練習した皆さんからは、脳トレをしているような楽しい時間だったという声をいただきました。

特別養護老人ホームで芸を披露

ワークショップ終了からおよそ1か月後に、何人かの受講生と一緒に特別養護老人ホームを訪問し、芸を披露する芸能ボランティアに挑戦していただきました。

とてもよく練習しているのが伝わる演技内容でした。コミュニケーションの取り方も上手で、大変盛り上がりました。万が一大失敗に終わった場合に備えて、最後に私も大道芸を披露するスケジュールを組みました。実際には、むしろ私のほうがすべっているくらいでした。

緊張を乗り越え大きな自信に

本番が終わってしばらくしてから、芸を披露した皆さんにアンケートを行いました。一番多かったのが、やる前はとても緊張したという意見でした。

ですが、緊張を乗り越えたことで自信がついたという意見も多くいただきました。

中には、普段から相手の気持ちを想像しながら会話できるようになったという人もいました。

披露する以外の関わり方もある

芸や音楽を鑑賞するのは好きだけれども、人前で披露するのは嫌だという人も多いと思います。芸能ボランティアには、芸や特技を披露する以外の関わり方もあります。たとえば、衣装づくりを手伝う・事務連絡を引き受ける・ステージ裏で音響を操作するなど、様々な形で他の人を支えることができます。

縁の下の力持ちになってくれる人の存在は、何よりも心強いものです。もし興味がある活動があれば、ぜひ相談してみてください。そして、1人ひとりに合った携わり方を尊重してくれる団体であれば、きっと楽しい時間を過ごせるはずです。

9　多くの人の前で芸や特技を披露するコツ

コツを知ってみんなに喜んでもらおう

芸や特技を披露したいけれど、自信がなくて尻込みしてしまう人も多いかもしれません。緊張するとますます不安になってしまいますよね。

芸や特技を披露するには、コツがあります。コツを意識しながら本番を重ねていくと、誰でもうまくなります。このコツは、高齢者施設のレクリエーションの司会進行にも役立ちます。

ここから先は、私が特に大事だと考えている3つのコツを紹介します。

コツ①：まずは自分自身が楽しむ

多くの人に楽しんでもらうためには、芸や特技を披露する自分自身が心から楽しむことが一番大切です。

失敗しないこと、段取りよく進めることに集中するあまり、楽しむことを忘れがちです。笑顔は人から人に伝染します。自分自身が笑顔で心から楽しんでいると、見てくれる人にも笑顔が広がります。

第1章でお話ししたように、相手の心を開くには、まず自分から心を開くのが鉄則です。緊張でグダグダになったり、段取りが悪いところが出てきたりするかもしれませんが、楽しむことさえ忘れなければ、ハプニングですら笑いに変えることができます。

コツ②：見てくれる人のペースを尊重する

特技や芸を披露する最終的な目的は、見てくれる人に楽しい時間を過ごしてもらうことです。でも、全然見てくれなかったり、ノリが悪かったりすると、ムッとしてしまうのが人情というものです。高齢者施設や幼稚園・保育園などを訪問したときには、実際にこのような体験をすることもあります。

でも、ムッとする気持ちをこらえて、捉え方を変えてみましょう。もしかしたら、他に気がかりなことがあるのかもしれません。最初は楽しかったけど、時間が経って疲れてきたのかもしれません。

見てくれる1人ひとりのことをよく観察し、全員のペースを尊重することが大切です。

コツ③：内容にメリハリをつける

どんなに素晴らしい内容でも、同じ内容がずっと続くと、見ている人が疲れてしまいます。疲れて集中力がなくなると、心も離れてしまいます。

最近はスマートフォンやタブレットで5分程度の短い動画を見る習慣が定着しました。私が大道芸を披露しているときも、以前に比べて、ステージを集中して見続けてくれる時間が短くなっているように感じます。

内容にメリハリをつけると、飽きずに最後まで見てもらえるようになります。5分から10分程度の短いパートに区切り、合間に小休憩を入れて違うことをするのがおすすめです。

メリハリをつけるための簡単な方法

メリハリをつけると言っても、難しいことをする必要はありません。レクリエーションの体操・クイズ・ゲームなどを合間に披露するだけでも、十分効果的です。自分の得意なレパートリーをいくつか身につけておくと便利です。

高齢者施設や老人クラブなどシニア世代が多い場所では、体操や脳トレゲームの人気があります。また、幼稚園・保育園・学童保育などの子どもが多い場所では、じゃんけんゲームや手遊びなど、実際に体を動かしながら全員で参加できるゲームが人気です。

訪問先の普段の生活の様子を、出番の前後にチラッと見てみると、様々なヒントが見つかります。子どもたちが練習しているダンスの曲や、デイサービスで行っている体操や脳トレなどが参考になります。ただ、あまりジロジロ見ると迷惑になってしまいますので、ご注意ください。

10　楽しいことにアンテナを張ろう

マンネリ化は大きな悩み

芸や特技を披露する人にとっての大きな悩みの1つが、マンネリ化です。

何度も同じ場所を訪問していると、あっという間にネタがなくなってしまいます。

高齢者施設でレクリエーションを担当する介護職員も、同じ悩みを抱えている人が多いのではないでしょうか？

まったく新しいものを毎回披露するのは難しいかもしれませんが、ちょっとしたコツをつかむと、新しい持ちネタを増やすことができます。

新しいものを生み出すための2つのポイント

常に新しいものを創造するために、普段からできることが2つあります。

①アレンジする方法を考える

②自分とは異なる世代の人が好きなこと・興味のあることを知る

ここからは、2つのポイントについて、さらに掘り下げていきましょう。

この2つのポイントを押さえるだけで、楽しいことへのアンテナの感度がグッと上がりますよ。

ポイント①：アレンジする方法を考える

先ほど、内容にメリハリをつけるために、クイズや脳トレ、手遊びなどを入れるのがよいというお話をしました。こういった内容は、ちょっとした工夫で様々な内容に変えることができます。テレビ番組の演出も参考になります。

テレビで見た面白いゲームや体操をそのまま取り入れるのも悪くはありませんが、難易度を変えるなどの工夫を加えて、全員がより楽しめる内容にアレンジしてみるのがおすすめです。

ポイント②：自分とは異なる世代の人が好きなこと・興味のあることを知る

音楽などを披露するシニア世代に特におすすめなのが、子どもや若い世代の流行を知ることです。今流行っている音楽は、新たなレパートリーの候補になります。

年齢とともに好みも変化していきます。世代のギャップだとあきらめてしまうのは簡単ですが、今の流行に敏感になると、子どもや若い世代の人のことを理解するきっかけになります。

高齢者施設にお勤めの若い介護職員は、逆に昔の流行を調べてみるのがおすすめです。懐メロや当時の流行語は、レクリエーションの素材にもなりますし、会話の話題としても最適です。

楽しいことをシェアするのが一番

芸や特技を披露する、あるいはレクリエーションを行う際に大切なことは、そこにいる全員で楽しい時間をシェアする気持ちを持つことです。

私も、そのような気持ちを持つように心がけるようになってから、芸のウケがよくなりました。昔は自分が練習した芸をミスなくテンポよく見せることが大事だと考えていました。ところが、高齢者施設を訪問して芸を披露しても、あまり反応がよくないこともありました。

そこで、考え方を変えて、利用者のペースに合わせて、ゆったりとしたペースでその場を楽しむようにしたら、かえって喜んでもらえるようになりました。

面白いことにアンテナを張って、その楽しさを他の人とシェアする。そんな気持ちでいると、新しいものを考えることすら楽しくなってきます。

楽しいことにアンテナを張ると、普段の生活も楽しくなる

他の人とシェアするつもりで、楽しいことにアンテナを張ると、他にもよいことがあります。それは、自分自身の日常生活が楽しくなることです。

普段から楽しいことを探すようになりますので、自然と楽しいことを考える時間が増えていきます。自分自身が楽しめて、さらに周りの人も笑顔になる時間が増えたら、こんなに素敵なことはありません。

芸や特技を身につけたいと最初に思ったときには、心が動かされた感動体験があったはずです。その感動をみんなで楽しく分かち合うことが、芸能ボランティアの最大の秘訣です。

ひとやすみ　健康生きがいなぞかけ集

少し堅い内容が続きましたので、このパートでは、気分転換として、「健康生きがいなぞかけ」をお届けします。なぞかけは私が創作しました。

もちろん、本書で説明した方法を用いて創作しています。なぞかけそのものが、本書の内容を楽しく要約した作品になっています。

◎暖かい笑いとかけて、自動車教習所ととく。その心は、きょうかん（共感・教官）が大切です。

◎フレイルとかけて、とっても便利ととく。その心は、たいそう（体操・大層）役に立つでしょう。

◎介護の問題とかけて、経済学ととく。その心は、じゅよう（受容・需要）が大切です。

◎レクとかけて、イメージトレーニングととく。その心は、そうぞう（創造・想像）の時間です。

◎自然散策とかけて、なぞかけととく。その心は、おちつく（落ち着く・オチ付く）でしょう。

◎傘回しとかけて、名俳優ととく。その心は、えんぎ（縁起・演技）がよいでしょう。

◎山科わっはっは体操とかけて、飛行場ととく。その心は、こうくう（口腔・航空）の要です。

◎ストレスとかけて、お好み焼きととく。その心は、へらない（減らない・ヘラない）と面倒です。

◎PNP 話法とかけて、学校ととく。その心は、こうてい（肯定・校庭）がつきものです。

ストレスと PNP 話法については、この後の第7章で詳しく取り上げます。もし気に入ったものがあれば、敬老会や行事の挨拶などでお話しください。

第7章

ストレスに負けないための笑いの活用法

1　相次ぐ自然災害やコロナ禍で心配なストレス

第7章では、ストレスに負けないための笑いの活用法を取り上げます。不安の絶えない時代を乗り越えていく方法について考えていきたいと思います。

災害の相次ぐ日本

２０１１年に発生した東日本大震災では、東北地方を中心に甚大な被害が出ました。平成28年熊本地震（２０１６年）や平成30年北海道胆振東部地震（２０１９年）でも最大震度7を観測しました。台風や大雨による風水害も深刻です。平成30年7月豪雨（２０１８年）では、西日本を中心に大規模な土砂災害や浸水被害が発生しました。２０１９年に発生した令和元年東日本台風では、ラグビーワールドカップの試合が中止にもなりました。

そして、２０２０年からは新型コロナウイルス感染拡大による影響が続いています。先の見えない不安やストレスが、日々大きくなっています。

自然災害発生時に心配な健康問題

大規模な自然災害が発生すると、日常生活に大きな支障が出ます。不便でストレスのたまる生活を強いられることにより、健康にも影響が出る心配があります。

自然災害に伴う健康上の問題には、次のようなものがあります。
①認知症の悪化
②エコノミークラス症候群
③生活不活発病（廃用症候群）
④誤嚥性肺炎
⑤高血圧
⑥不眠
⑦慢性疾患の悪化
環境の急激な変化やストレスは、認知症を悪化させる大きな原因となります。私が大雨による大規模な浸水被害のあった地域を訪問した際に、浸水がきっかけで認知症が悪化した人がいたというお話を聞きました。

避難所などで1日中同じ場所で動かずに過ごす時間が長くなった場合には、エコノミークラス症候群に気をつけなければなりません。

さらに、避難所では食事が「上げ膳据え膳」で用意されることが多いため、一部の高齢者は動くことが極端に少なくなり、生活不活発病の症状が出ることもあります。避難所から仮設住宅に移ることができれば、食事は自分で準備することが増えますが、孤独・孤立の問題が新たに生じることもあります。

断水などで歯を磨けず口腔内が不衛生な状態が続くと、誤嚥性肺炎のリスクが増大します。適切な医療や投薬がストップすることで、慢性疾患が悪化する恐れもあります。

ストレスはコロナ禍でも

２０２０年から続くコロナ禍でも、不自由でストレスの大きな生活を強いられています。

特に心配なのが、フレイル（第3章参照）です。長期にわたる外出自粛で、運動や交流が減ってしまうと、フレイルが進行する恐れがあります。愛する家族や身近な人と会えず、孤独に苦しむ人も少なくありません。

新たな自然災害や感染症が一切発生しないことが一番ですが、残念ながら、そのような状況は期待できそうにありません。ストレスへの対処法を知り、万が一に備えておくことが大切です。

2　ストレス下でもリフレッシュするための4つのポイント

長く頑張るためには、リフレッシュも大事

先の見通せない不安が続くと、ストレスがたまります。しかし、毎日張り詰めた生活を送り続けていると、心身の健康を損ねてしまいます。たまには笑って楽しく過ごしてリフレッシュする時間

を意識してつくってみてください。

困難を乗り越えていくためには、長い間頑張らなければならないこともあります。他の人も大変なときに自分だけ楽しい思いをしてはいけないと考えがちですが、適度にリフレッシュをしたほうが、長く頑張り続ける活力が生まれます。

ここから先は、自然災害時のストレスを中心に、気持ちをリフレッシュする方法を説明します。

リフレッシュのための4つのポイント

少しでもリフレッシュするためのポイントは4つあります。

①コミュニケーションを忘れない
②たまに体を動かす
③気分転換の時間を大切にする
④気晴らしの手段として、お酒やギャンブルには頼らない

それぞれのポイントについてさらに詳しく解説します。

①コミュニケーションを忘れない

日々の不安を小さくするのにコミュニケーションが役立ちます。

不安や悩みがあれば、信頼できる人に勇気を出して話してみてください。自分の気持ちを話すだ

けでも、感情が安定する効果があります。

大きな災害が発生した後に、災害の被害のつらさや苦労を誰かに話せた人の方が、そうでない人に比べて精神的健康度が高かったというデータもあります。

②たまに体を動かす

体を動かすこともストレス解消に役立ちます。話すことが苦手であったり、なかなか人と会える機会がなかったりする場合には、定期的に運動を取り入れるのがおすすめです。

足を動かす運動は、エコノミー症候群の予防にも役立ちます。第5章で紹介した介護エンターテイナー・石田竜生氏は、エコノミー症候群予防のための体操の動画も公開しています。また、運動することでフレイルの予防も期待できます。

③気分転換の時間を大切にする

気晴らしや気分転換の時間も重要です。

他の人が大変なときに気分転換なんて不謹慎だと思う人もいるかもしれません。確かに、大きな災害の発生直後など、生命の安全をいち早く確保しなければならないときに、まったく関係ないことをしていたら、不快に感じる人もいるでしょう。

しかし、いつまでも緊張した状態では、心身が持ちません。安全を十分確保し、少し時間が経った後には、リラックスすることがむしろ大切になります。

気持ちが安らぐような気晴らし・気分転換の方法を、普段から身につけておきたいものです。

④気晴らしの手段として、お酒やギャンブルには頼らない

気持ちをリフレッシュすることは大切ですが、その手段としてお酒やギャンブルに頼らないようにすることも大切です。

お酒やギャンブルが絶対的に悪いわけではありません。たまに楽しくお酒を飲んだり、法的に認められた範囲のギャンブルを少額で楽しんだりする分には問題ありません。ただ、そこに頼り過ぎてしまうと、依存症になる心配があります。周囲の人との人間関係が悪化する要因にもなりますし、何よりも自分自身の健康を損なう可能性もあります。

お酒やギャンブルとは上手に付き合うようにしましょう。

防災バッグにトランプを入れておこう

私が個人的におすすめするのは、避難用の防災バッグの中にトランプを入れておくことです。トランプならば、世代を問わずみんなが気軽に遊ぶことができるので、ちょうどいい気分転換になります。子どもと一緒に遊べば、子どもの不安を和らげることにも役立ちます。簡単なマジックを身につけておくと、コミュニケーションのきっかけにもなります。

トランプはコンパクトで場所を取らないので、防災バッグに入れても邪魔になりません。仮に避難所で全く使わなかったとしても損はしないので、防災バッグの中身を確かめたときにでも、トランプを1組追加してみてください。

3　災害被災地で大道芸を披露

豪雨で被災した地域を訪問

私が災害の被災地で大道芸を披露した経験をお話ししたいと思います。

集中豪雨で大きな被害を受けた地域を訪問し、主に小学生の子どもたちとボランティアスタッフのみなさんの前で大道芸を披露しました。

ボールやクラブ（こん棒）などのおなじみの道具だけでなく、カラーコーンやピコピコハンマーを使ったジャグリングも披露しました。ジャグリングの合間に、誰が見てもタネがバレバレのインチキマジックも披露しました。ジャグリングでは大きな歓声があがり、マジックのタネがばれた瞬間に一斉にツッコミが入り、とても楽しんでくれたようでした。

子どもたちと大人の変化

大道芸が終わった後には、子どもたちは周りにいた大人に頼んで新聞紙を棒状に丸めた即席こん棒をつくってもらい、ジャグリングに挑戦し始めました。様々な制約がある中でも自ら遊びを考案し、目いっぱい楽しむ姿を見てとても嬉しくなりました。

また、大人のボランティアのみなさんから、「子どもたちがこんなに笑っているのを久しぶりに見た」という感想をいただきました。表情からも安心した様子が伝わってきました。

子どもたちに心配をかけまいと大人も色々我慢してきたに違いありません。今回の経験を通じて勇気づけてもらったのは、むしろ大人の私たちだったのかもしれません。

フェイススケールを用いた結果

ボランティアスタッフのみなさんと大道芸の前日に話し合いを行い、フェイススケールを用いた簡単なアンケートを子どもたちに行うことを了承していただきました。

フェイススケールは、気分の状態を顔のイラストで表現したものです。言葉で自分の気持ちを表現することが難しい子どもやお年寄りのための簡易の気分測定法として、実際の医療現場でもよく使われています。

大道芸の前後でフェイススケールがどう変化したか、統計解析を行いました。その結果、気分が実際に改善したことを示す結果が出ました。

自然災害が発生しないのが一番ですが、もし災害の被災地で大道芸をお願いされることがあれば、現地の人に負担をかけない範囲で検証を行い、その意義を発信していきたいと考えています。

4　心に備わる回復力

支援の必要な人＝かわいそうな人ではない

大きな自然災害で避難生活を余儀なくされた人や、病気で長期療養が必要な人を目の当たりにして、何か手助けしたいと思う気持ちは尊いものです。いざというときにすぐに支援の輪が広がるのは、日本の素晴らしいところです。

しかしながら、支援が必要な人に対して、かわいそうな人だという先入観で接してしまうのは、あまりよいことではありません。かえって心の距離ができてしまい、本当に必要なニーズがわからなくなってしまうこともあります。

支援を受けることに対して窮屈な思いをする人もいます。東日本大震災の被災地にある避難所では、「心のケアお断り」という貼り紙が出たこともあったそうです。

私は、新型コロナウイルス感染症の影響が深刻化するまで、子どもたちが入院する病棟を訪問して大道芸を何度も披露してきました（第1章参照）。

その際には、安全や健康管理に気をつけたうえで、「病院でもどこでも、ちょっと変わった芸のできるおじさんがいたら楽しいよね。面白そうだと思ったら見てね」くらいのスタンスで訪問しています。

このようなお話をすると不真面目だと思われるかもしれませんが、熱い気持ちを押し付けないことが、子どもたちのペースを最大限尊重することにもつながると考えています。

心の健康的な側面を後押しする

「心的外傷後成長」という言葉があります。大きな心の痛みを伴う経験を通じて、人として大きく成長することを表す言葉です。人の心には、困難から立ち直る回復力も備わっているのです。そのことを常に忘れないようにしたいものです。

もちろん、試練にただ耐えることを要求したいわけではありません。人の心は時に大きく揺れ動きながら、時間とともに変化していきます。

心の健康的な側面を後押ししつつ、必要であれば専門的な支援へすぐに橋渡しをできるように暖かく見守ることが、ストレス過多の時代を1人ひとりが乗り切るために大切なことだと私は考えています。

5　不安は相談すると軽くなる

相談することのメリット

大きな困難を目の前にして、不安で途方に暮れてしまうことがあります。そのようなときには、誰かに話してみると、不安が小さくなることもあります。

不安に直面したときには、自分自身の気持ちが整理できないことも多いです。話すことで、自分自身の気持ちや状況を客観的に把握することができるようになります。

今の困難な状況がいつまで続くかわからないときや、何をしたらよいかわからないときに、ストレスは大きくなります。言葉で表現して状況を整理すれば、先の見通しが立てやすくなります。問題そのものは解決しなくても、将来への不安は軽くすることができます。

話を聞く側が心がけたいこと

誰かから悩み事の相談を受けるときには、助言やアドバイスを求めているとは限らないことを、常に頭の片隅に置いておきたいものです。ただ話を聞いてもらえれば十分というケースも多いです。

相手の言葉に対して、「その考え方は正しくない」、「事実とは異なる」など、いちいち評価しないで大らかに受け止めることも、相手との信頼関係を築くために大切です。

また、相手から辛い経験を無理に聞き出そうとするのも避けるべきです。話を傾聴し、気持ちに寄り添うだけで、十分な支えになることも多いのです。

人の心はとても繊細です。もし身近な人の心の問題の兆候が見えた場合には、自分の助言ですべて解決してあげようと意気込み過ぎずに、早めに専門機関への相談につなげられるような暖かい声かけを意識してみてください。

６　居心地のよいコミュニティーづくりのヒントは、「そだねー」にあり

明るい人間関係を築くカギは「心理的安全性」

本書を通じて、地域の人との暖かい交流が何よりも大切であることを繰り返し強調してきました。

その一方で、人間関係こそが大きなストレスの原因であることも少なくありません。嫌な思いをするくらいならば、人と関わらない方がマシだと思ってしまうのも、無理のないことです。何を隠そう、私自身がお酒の席で短気な人と絡むのが大嫌いで、宴会にはめったに行きません。

周りにいる全員が居心地のよい人間関係を築くために、知っておくと役に立つ心理学用語があります。それが「心理的安全性」です。

心理的安全性は、最近になって注目を集めた用語です。

①意見を言ってもひどく批判されたり馬鹿にされたりすることがない
②安心して自分をさらけだすことができる

といった特徴を持つチームやコミュニティーのことを、「心理的安全性が高い」と表現します。

Google から生まれた言葉

心理的安全性という言葉が生まれるきっかけとなったのは、世界的ＩＴ企業である Google です。

Google内のチームの生産性に関する研究に由来しています。

チームごとの生産性を比較して、違いを分ける要因を調べました。事前の予想に反して、メンバーの知能や構成と生産性との間には、あまり関連がありませんでした。

その代わりに、チームワークのよさが大事であることがわかりました。チームのメンバー同士の雰囲気がよく、全員が率直に意見を出し合えることこそが大事であることが明らかになったのです。

このような雰囲気のよさを「心理的安全性」と呼ぶようになりました。Googleで行われた研究ということもあって、この言葉は世界中に一気に広がりました。

カーリングに学ぶ心理的安全性

心理的安全性の高いチームやコミュニティーとは、具体的にはどのようなものでしょうか？　私が真っ先に思い浮かべたのは、2018年の平昌オリンピックで銅メダルを獲得したカーリング女子日本代表チームです。試合中に発した「そだねー」という言葉は、新語・流行語大賞に選ばれました。

オリンピックのような大舞台では、常にプレッシャーがかかります。試合中に必ず何度かミスをします。大きなミスが起きても、決してそのことを批判せず、次にどうしたらよいか、全員が率直に意見を言いつつ、お互いの意見を尊重していました。その中で出た言葉が「そだねー」です。

このようなチームワークが、まさに心理的安全性が高い状態です。抜群のチームワークが決め手となり、銅メダルという偉業を達成しました。

「そだねー」は国民的フィーバーになりましたが、北海道の方言の素朴さや容姿だけが理由ではありません。お互いを尊重しあう居心地のよい雰囲気に多くの人が共感したからこそ、国民的な支持を得たのです。

7　ポジティブな声かけがみんなを明るくする

イキイキと活動するための４つのポイント

読者のみなさんの中には、地域活動やボランティアなど、団体を通じた活動に熱心に取り組んでいる人も多いと思います。そのような活動は、生きがいの大きな源泉となる一方で、ちょっとしたボタンのかけ違えで、ストレスの原因になってしまいかねません。

せっかくならば、全員にとって有意義で楽しい時間にしたいですよね。団体の中で、１人ひとりがイキイキと活動するためのポイントは、次の通りです。

①成長の機会を実感できるようにする
②仕事の意義を明確にする
③１人ひとりの役割を明確にする
④ポジティブな声かけを心がける

逆の状態を考えてみると、この４つが大事であることがすぐにわかります。自分が何をしたらよいかわからず、いつも同じことの繰り返しで、聞こえてくるのは批判ばかりで、いったい何の役に立っているのだろう…。想像するだけでストレスがたまりますよね。

ポジティブな声かけは特に大切

4つポイントの中でも、ポジティブな声かけを心がけるのは、全員が今すぐ実践できます。日本人は人前で誰かをほめるのが苦手です。むしろ、欠点や短所をきちんと指摘することがリーダーの役割だと考える風潮もまだまだ根強いです。しかし、常に批判ばかりだと、メンバーが委縮してしまい、失敗を回避する方法ばかり気にするようになってしまいます。

「人を傷つけない笑い」という言葉が流行語にもなりました。時代は変化しています。ぜひ、ポジティブな声かけを大事にしていただければと思います。

ポジティブな声かけの中でも、具体的な行動に対するフィードバックが特に効果的です。なんとなく「頑張っているね」と声をかけてもらうよりも、具体的にどこがよかったか指摘してもらったほうが、自分のことをちゃんと見てくれていると感じやすくなります。

ネガティブなことを伝えるときに役立つ PNP 話法

もちろん、時には言いにくいネガティブな内容をきちんと伝えなければならないこともありま

〔図表19　PNP話法〕

PNP話法とは？

ネガティブ（N）な話の前後に
ポジティブ（P）な内容を加え、
角を立てずに意見を伝える話し方

具体例

いつも頑張っていますね。	ポジティブな内容
ですが、今の方法では 期日に間に合わないかもしれません。	伝えるべき ネガティブな内容
別のやり方のほうが、気分的にも楽ですよ。	ポジティブな内容

す。地域活動やボランティアには責任も伴いますので、単なる馴れ合いの場になってはいけません。

　ネガティブなことをなるべく穏やかに伝えるために役立つのが、PNP話法です。Pはポジティブ（Positive）、Nはネガティブ（Negative）の略です。つまり、ネガティブな内容の前後に、ポジティブな内容を加え、角が立たないようにするのです。

　たとえば、ある人が著しく効率の悪いやり方をしていて、このままでは期日に間に合わない場面を考えてみましょう。そのようなときに、

「そんなやり方じゃ間に合わない」

とストレートに伝えるのは、トゲのある言い方です。前後にポジティブな内容を加え、次のような言い方に変えるのがPNP話法です。

「いつも熱心に活動してくれて感謝します。しかし、今のままでは期日に間に合いません。もっ

と楽にできるやり方もあるのですが、試してみませんか？　きっと気分も楽になりますよ」
ネガティブな事実を伝えたうえで、よりポジティブで建設的な方法を提案するのが、PNP 話法のポイントです。

8　「一日三善」を数えてみよう

寝る前にその日のよい出来事を記録する

最近、寝る直前にその日のよい出来事を記録することをすすめる書籍が増えてきました。私も、講演の際には、寝る前にその日にあった3つのよかったことを思い出すのがよいとお伝えしています。「一日一善」ならぬ「一日三善」運動と勝手に名づけています。

私自身がその効果を実感しています。大道芸人という仕事は、何年もかけて一生懸命練習した技や、めちゃくちゃ考えたネタが全くウケないことがよくあります。逆にその場のノリで適当にやったことがウケたりするものです。今やっていることはもしかしたら無駄なのではないかと思うと、段々やる気もなくなってきて、普段からダラけてしまいます。

そこで、私は寝る前に、その日にこれだけはやったと言えることを3つ数えるようにしています。

1日が終わる前に3つは何かをしたと胸を張って言えるように、日々精進しようと思えるようになります。実に不思議なものです。

〔図表20　ピーク・エンドの法則〕

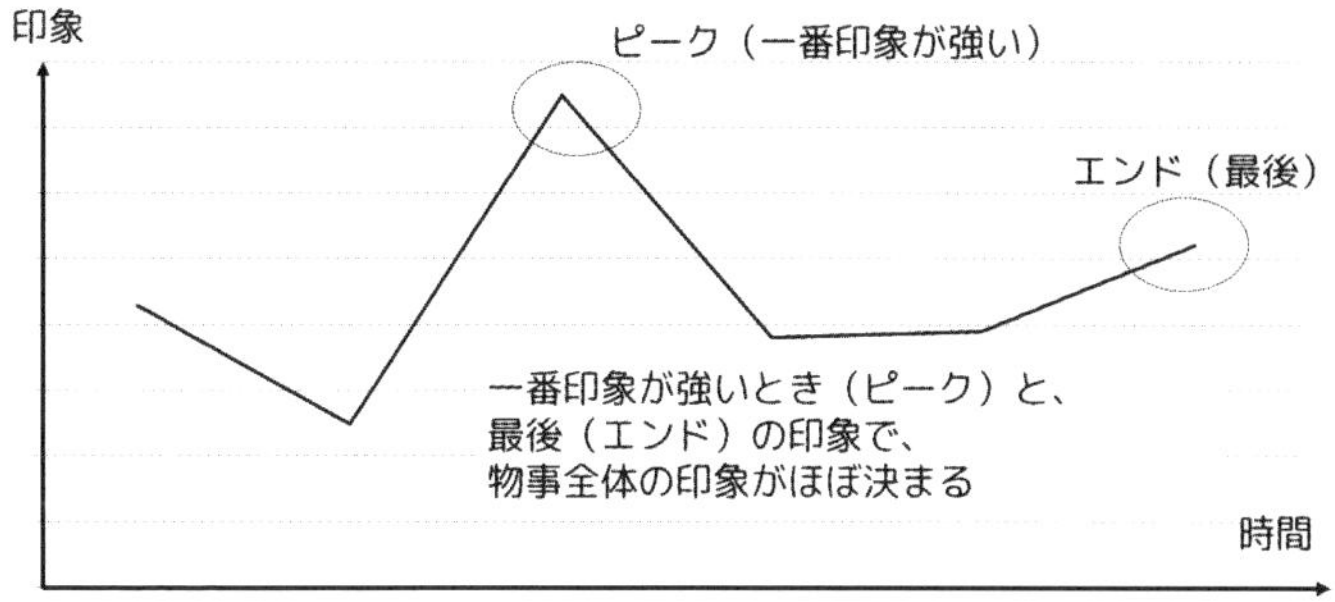
印象
ピーク（一番印象が強い）
エンド（最後）
一番印象が強いとき（ピーク）と、
最後（エンド）の印象で、
物事全体の印象がほぼ決まる
時間

背景にあるのは「ピーク・エンドの法則」

寝る直前によい出来事を記録するのがポイントです。でも、なぜ寝る直前なのでしょうか？　その理由を理解するために、「ピーク・エンドの法則」を知っていると役に立ちます。

ピーク・エンドの法則とは、物事全体の印象は、一番強いインパクトがあったとき（ピーク）と、最後（エンド）の印象でほぼ決まるという心理学の法則です。

この法則を応用すると、１日の最後に思い出したことがよい内容であれば、１日全体の印象もよいものへと変わります。

多くの書籍で、寝る直前によい出来事を記録することを推奨するのは、この法則が背景にあるからです。

ピーク・エンドの法則の具体例

聞き慣れない横文字が出てくると、なんだか難解なイメージがありますが、ピーク・エンドの法則は、私たちが普段の暮らしの中で何度も経験していることです。

たとえば、同窓会で友達と久しぶりに会ってワイワイ楽しく会話していたのに、最後の5分で口論になって嫌な気分になって解散したら、同窓会そのものが嫌な思い出になってしまいます。楽しく会話していた時間のほうが実際にはずっと長かったにもかかわらずです。

逆の例もあります。プロ野球の試合で自分が応援するチームが9回裏の2アウトまで負けていて、ずっとイライラしていたとしても、最後にホームランが出て逆転サヨナラ勝利を収めたら、その日1日が最高な気分になります。最後の印象がとても大事なのがよくわかりますね。

ほんのささいな出来事でも十分

よい出来事と言っても、他の人が絶賛するような大きな出来事である必要はありません。ウォーキングに出かけた先できれいな花が咲いていたとか、近所の人がくれたお菓子がおしかったなど、ほんのささいな出来事でも十分です。

むしろ、ささいな出来事の中によい面を見つけてみようと心がけることで、今を楽しむ習慣が身についてきます。

本当につらいときは休養が大事

とは言っても、よい出来事が思い出せないほどつらいときや疲れ切っているときもありますよね。

そのようなときには、無理をしてまでポジティブな気持ちを保とうと思う必要はないと私は思います。

よい出来事を思い出せなくて自己嫌悪に陥っては本末転倒です。むしろ、大変なときはしっかり休養を取るのが一番です。

日本の人は頑張り過ぎる一面があります。自分の心の状態は意外と自分では気づかないものです。周囲の人が暖かく見守ることが大切です。

本書では、笑いや楽しさを見出すことの大切さを強調してきましたが、最後に、それ以外の感情や行動についても触れたいと思います。

9　大人が泣くのは悪くない！

涙の効果

本書の最後に、笑うのと真逆の関係に見える「泣く」ことの効果についても触れたいと思います。泣くと副交感神経が優位になります。副交感神経は、リラックスしているときに優位になる自律神経です。また、気分の安定とも関連の深い神経伝達物質であるセロトニンも放出されます。ですから、泣くことには、気分がリラックスする効果があります。

どうしても泣きたいときには、無理に我慢するよりも、泣いたほうがよいのです。

泣ける映画のススメ

大人になると、なかなか人前で泣くわけにはいきません。会社や取引先でしょっちゅう泣いていては、迷惑をかけてしまいます。気分をリセットするのにおすすめなのは、泣ける映画を見ることです。もちろん、テレビドラマでもかまいません。

「カタルシス」という言葉があります。悲劇などの舞台を見て、心にたまっていた感情が浄化される体験を表す哲学用語です。この言葉を最初に使ったのは、アリストテレスだと言われています。古代ギリシャの時代から、涙には感情をリセットする効果があることが知られていました。

泣いて、怒って、そして笑う

本書を通じて、様々な視点から、笑いの効果についてお話してきました。ですが、私は「笑っていればすべて解決する」と主張したいわけではありません。笑うだけでなく、時には泣いたり怒ったりするのも大事なことです。

もちろん、感情的になるあまり、むやみに人を不快にさせないように、最低限の配慮は必要です。時にはぐっとこらえなければならないこともあるでしょう。

しかし、今の日本は、感情を素直に表現できない息苦しさを感じることの多い社会です。長期にわたる行動自粛の影響で、一層重苦しい雰囲気がただよっています。

悲しいことがあれば泣いてみんなで分かち合い、理不尽なことがあれば一緒に怒って立ち向かうのが、人間本来の良さではないでしょうか？　いっぱい泣いて、怒って、そしてそれ以上にたくさん笑うのが豊かな人生であると、私は確信しています。

ゆるやかで対等なつながりの時代へ

新型コロナウイルス感染拡大がきっかけとなり、人と人とのつながりのあり方にも大きな変化が求められています。

日本で暮らす人々の、いざというときの結束ぶりは、世界に誇れるものです。大きな自然災害が発生すると、すぐにボランティアによる支援の輪が広がります。新型コロナウイルス感染拡大初期には、多くの人が自主的に感染拡大防止に協力しました。

その一方で、社会のほころびも見えてきました。報道を通じて伝わってきた数多くのトラブルの遠因となっているのが、立場の強い人に遠慮して対等な議論ができないことや、立場の弱い人の心の痛みをないがしろにする言動を許してしまう空気感です。

これからの時代に求められるのは、ゆるやかで対等なつながりです。そして、そのようなつながりを築いていくうえで欠かせないのが、共感のある暖かい笑いなのです。

暖かい笑いを生み出すのに、特殊な技能は必要ありません。むしろ、みなさん自身や身近な地域の中で、その知恵はすでに十分育まれています。今こそ笑いの知恵を存分に発揮して、不安の絶えない時代をともに乗り切っていきましょう。

あとがき

最後までご覧いただきありがとうございました。

新型コロナウイルス感染拡大の影響で、今まで行われていた楽しい活動にも大きな制限ができてしまいました。ストレスもたまり、以前に比べ、気軽に笑いにくくなってしまったと感じる人も多いかもしれません。

その一方で、身近な地域での暮らしやつながりのあり方を改めて見直すきっかけにもなりました。

本書では、自宅や近所でできる様々な笑いの活動を幅広く取り上げました。もし興味がある内容があれば、1つでもよいのでチャレンジしていただければと思います。

本書は、『通所サービス＆マネジメント』（日総研出版）で掲載した連載「笑いと健康の素敵な関係」（2017年より2019年まで・全13回）がベースになっています。2年にわたる連載を通じて、貴重な経験の機会をいただいたことに感謝申し上げます。

書籍化に当たって、章構成を全面的に見直し、大幅に加筆修正を行いました。連載執筆当初とは世の中の状況が一変してしまったため、生きがい活動に関するほとんどの内容を、本書のために新たに執筆しました。

本書の執筆にあたって、健康・生きがい開発財団、株式会社化学同人、松本治朗氏、大平哲也氏、佐藤正之氏より、書籍の引用に関する承諾をいただきました。

特定非営利活動法人スマイリングホスピタルジャパン、京都市山科区役所、日本笑いヨガ協会、介護エンターテイナー・石田竜生氏には、活動事例の紹介でご協力いただきました。いらすとやより、イラスト使用の承諾をいただきました。

大道芸や講演会、ワークショップを通じてお世話になった皆さん、実家の両親、ご近所の皆さんには、常に温かい声をかけてもらいました。

多くの方のお力添えがあり、本書を完成することができました。改めて感謝申し上げます。共感のある温かい笑いを街中に広め、やがて訪れる新しい時代を明るい時代に変えていきましょう。ぜひ本書を読み終わった後も手元に置いて、新しい時代の「笑いの実用書」としてご活用いただければと思います。

田久　朋寛

著者略歴

田久　朋寛（たきゅう　ともひろ）

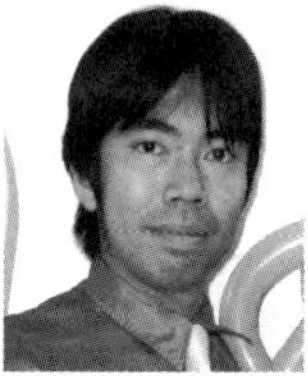

1979年生まれ。京都大学経済学部卒業、京都大学大学院人間・環境学研究科博士後期課程研究指導認定退学。
「大道芸人たっきゅうさん」の通称で、ジャグリングやバルーンアートのパフォーマンスを披露している。中高年世代を対象とした「笑いと健康」の講演活動も精力的に行っている。2016年アートミーツケア学会より特別選奨に選出。2019年には健康生きがい学会賞を受賞。
著書『笑って楽しい！高齢者レクリエーション』（株式会社法研）

連絡先　090-1956-5936
ウェブサイト　https://www.humor-therapy.com

健康と生きがいづくりに役立つ笑いの力

2021年9月10日　初版発行

著　者　田久　朋寛　© Tomohiro Takyu
発行人　森　忠順
発行所　株式会社 セルバ出版
〒113-0034
東京都文京区湯島1丁目12番6号 高関ビル5B
☎03（5812）1178　FAX 03（5812）1188
https://seluba.co.jp/
発　売　株式会社 三省堂書店／創英社
〒101-0051
東京都千代田区神田神保町1丁目1番地
☎03（3291）2295　FAX 03（3292）7687

印刷・製本　株式会社 丸井工文社

Printed in JAPAN
ISBN978-4-86367-695-4